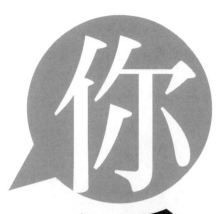

你看對病了嗎

名醫院長的醫療正道

張克鎮 ◆ 著

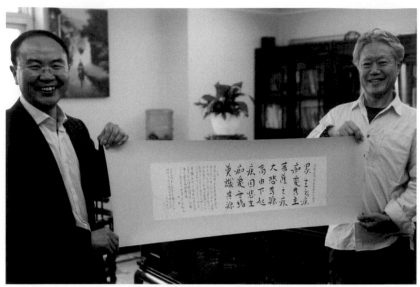

張克鎮院長為臺灣美學大師蔣勳診療後，蔣勳贈以書法留念

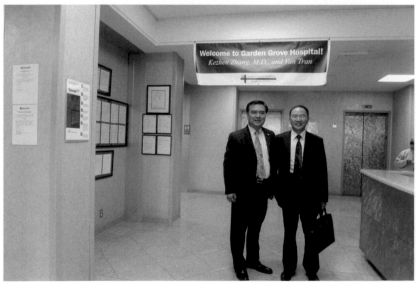

張克鎮院長訪問洛杉磯Garden Grove醫院（左為陪同的美國加利福尼亞州眾議員國際貿易委員主席Van Tran先生）

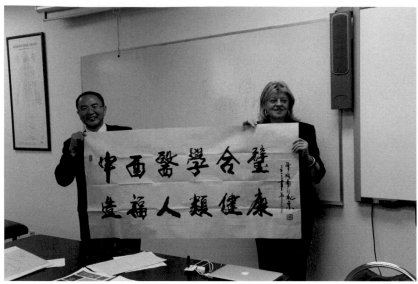

張克鎮院長授課後與美國駐世界衛生組織代表、《今日針灸》雜誌主編Marilyn Allen教授交流並合影，書法題字為中國書畫家協會常務副主席陳敬國先生所題

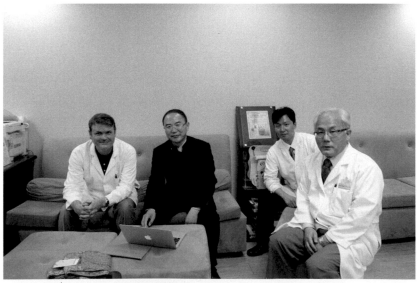

張克鎮院長向美國加利福尼亞州針灸協會會長Nathan Anerson介紹「元通針法」

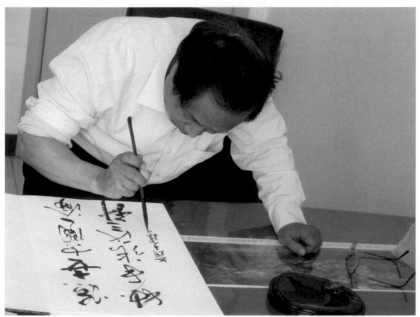

中國發明家協會副會長、五筆字型發明人王永民先生感受「元通針法」療效後現場揮毫：「經
世空間一論，妙手張氏一針」

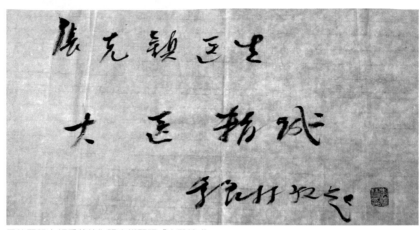

已故國學大師季羨林為張克鎮題詞「大醫精成」

独辟蹊径,拓展經絡
研究空間科学創新,
造福人类健康事业!

張克鎮主編《生命空間論》上獻词
二〇〇六年建軍節程莘農教予時年捌拾陆

中國工程院院士、針灸界泰斗、國醫大師程莘農教授
為張克鎮「生命空間學說」題詞

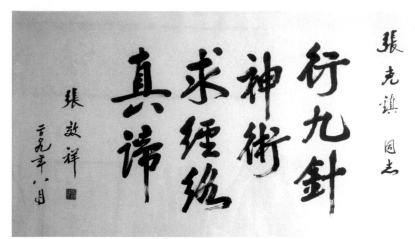

中國計算機之父、中科院資深院士張效祥題詞

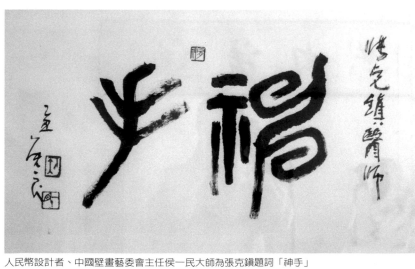

人民幣設計者、中國壁畫藝委會主任侯一民大師為張克鎮題詞「神手」

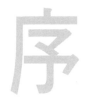

樹立健康的生命價值觀

　　世界在不斷變化，人類從沒有停止對生命健康的追求。但是其道路艱難曲折，充滿挑戰與風險。特別是在近年，越來越多的醫療健康問題被暴露出來。醫療資源浪費、健康代價提高、醫患關係緊張等等一系列的問題的原因是多方面的。這與醫學和醫療缺乏創新有關，與轉型經濟中的各方利益博弈有關，也與人們健康知識的匱乏與管理制度的缺失有關。如果我們認真反思，會發現歸根到底是人們的生命價值觀影響了社會的醫療健康行為。

　　生命價值觀是人們對生命的基本認識，我們如何看待生命，如何對待生命，決定了我們自己的生命，也影響著別人的生命。生命價值觀迷失的人，很難珍惜自己的生命，難懂得如何去管理自己的生命，甚至犧牲自己的健康與生命換取金錢；生命價值觀迷失的人，很難尊重他人的生命，難懂得如何去幫助別人的生命，甚至犧牲他人的健康與生命換取利益。如果不能樹立健康的生命價值觀，我們的醫療與健康問題會越來越多，由此引發的社會問題也會越來越嚴重。

　　人類從來沒有停止過生命與健康的問題的研究與探索。無論東西文化都將對生命意義和本質的研究作為基礎的學問訴求。張

克鎮院長的《醫之正道》不但創新了醫學與診療的知識，而且幫助人們以科學的態度與實踐的標準樹立健康的生命價值觀，這在當代社會具有無可替代的重大意義。這本書以「生命空間論」為理論基礎，闡釋了「生命─社會─自然」醫學模式。他從哲學的角度去思考，運用跨學科的方法來研究，透過大量親身治療的病例，系統分析了現有醫學理論與診療方式的問題，提出了創新的思想與方法，啟發醫療工作者和公眾從新的角度去思考中西醫學與健康的創新問題。

張克鎮院長是我最敬重的醫生和學者之一，也是我的如師摯友。他在醫學與健康領域中長期致力於艱苦的研究與服務，幫助和服務了很多人。他的醫道、醫德、醫術都堪稱楷模。近年來我在研究醫療改革與醫藥產業創新中發現諸多困惑與問題，常常跟他請教。很多時候大有「撥雲見霧，茅塞頓開」的感受。因為醫學我是外行，原本不敢寫序。但是因為對生命價值觀這一問題一直在思考，讀到這本書感覺醫學與創新道理相通，於是有感而發。在學問當中，問題和困難是創新的動因。我們認為中國的醫學與健康事業問題不可謂不多，改革的困難不可謂不大。這是一項艱巨的任務，也必是艱苦的歷程，需要一代又一代人的不懈努力。但這也是一個幸福的歷程，追求真理與服務公眾是美好的事業。我們相信醫學理論與管理理論從哲學層面和實踐層面全面貫通，將會帶來新的智慧，以影響我們所想，改造我們所做，讓世界有更好的改觀。

孟子說過：「莫非命也，順受其正」。生命規律是普遍的，順應生命規律就承受正常的命運。具有健康生命價值觀的人，所承受的是正常的命運；而忘記生命價值觀的人，所承受的是非正

常的命運。把握自己的命運，需要科學與信念。相信讀者能夠從
這本書中，領悟到生命健康的正道。

北京大學創新研究院創始執行院長
北京大學管理科學與工程博士生導師　蔡劍
2012年3月27日於北大

目　次

上　篇
醫學誤區

1 現代醫學給我們帶來了什麼

我們身邊的健康人越來越少

常見病的發病率逐年上升；

困擾醫生和病人的誤診率居高不下

由醫療行為導致的醫源性疾病在不斷增加

在美國的成年患者當中，有45%的醫療行為是存在差錯的

現代醫學對很多疾病仍然無能為力……

目前，在醫院，無論醫生還是病人，都能看到一個明顯的事實：醫療設備越來越先進，藥物越來越昂貴。換句話說，醫療在手段和藥物方面的更新換代令人目不暇接，彷彿醫藥行業真的迎來了一個全新的時代。但是，只要稍微冷靜地思考分析一下現狀，就不難發現另一個讓我們感到意外的事實：一方面，一些常見疾病的發病率仍在直線上升；另一方面，醫院的誤診率仍然居高不下。最令人擔憂的是，貌似發達的現代醫學對很多疑難病症依然無能為力，很多疾病甚至連最基本的病因都無法找到。不斷更新的醫療設備與醫療手段只能在對症治療的層面上徘徊，而藥

物的毒副作用卻給患者的身體帶來了更多的危害，由此導致的醫源性疾病也越來越多。這一切，都不能不讓我們對醫學的現狀進行反思。

1

首先我們要關注的是：我們身邊到底還有多少健康的人？

什麼樣的人才算是健康人呢？世界衛生組織對「健康」的定義包括四個方面：第一，軀體的健康；第二，心靈的健康；第三，適應能力的健康；第四，道德的健康。這四個方面大致又可以分成兩大類，即生理和心理的健康。

一個人的心理健康包括哪些內容？大致來說，有三個方面。首先，待人接物從容自在、輕鬆自如；其次，處事態度積極、平和；第三，善於適應環境。生理健康呢？首先，是能夠抵禦普通的感冒和傳染病；其次，體型比較勻稱，身體各部位比較協調；第三，反應比較敏銳，眼睛比較有神。另外，還有諸如口腔清潔，牙齒沒有問題；頭髮有光澤，沒有頭皮屑；肌肉比較結實，彈性很好。只要達到這些要求，基本上就算是個健康人了。當然，如果把這些指標細化，諸如睡眠、大小便、飲食、走路、說話、思維的敏捷程度等，都是衡量一個人是否健康的標準。

如果對照這些指標，我們的周圍到底有多少人是健康的呢？

2009年12月，中國衛生部做過一次「中國居民健康素養」的調查，所謂「健康素養」大致包括三方面的內容：第一是人們對健康的基本知識和理念的認知。這一項調查結果的合格率僅僅只有14.9%。第二是人們生活方式和行為方面的健康，合格率僅為6.93%。第三是對健康素養的要求，其中包括健康的基本技能和

養生方式。這一項相對高一點，達到了20.39%。在之後舉行的新聞發佈會上，首次公佈了中國居民健康素養的總體水準，結果是6.48%，這個比例是非常低的。

關於中國居民健康現狀，調查顯示：亞健康的人群占了75%，疾病的人群占了20%，健康人群僅有5%左右。但值得注意的是，在一些特定的人群裏，健康者可能連5%都達不到。記得2009年的時候，曾有一本《中國城市健康狀況白皮書》，其中的300多萬份問卷調查是關於體檢資料的。從那些資料來看，白領人群的亞健康比例比一般的人群要高得多，達到了76%，說明大部分白領都處於過度疲勞狀態，真正意義上的健康人，在白領階層還達不到3%。這是個非常嚴峻的現實。

另有一項調查結果顯示，在35～50歲的高收入人群中，大部分人的生物年齡比實際年齡高出了10歲左右。也就是說，他們比自己的實際年齡提前衰老了10年。這就意味著，生活水準提高了，工作變輕鬆了，結果導致的卻是人們身體的提前老化和健康狀況的日益惡化。

這些資料提醒我們，一個人的健康素養主要跟生活方式、生活狀態有關。

2

還有一個同時困擾醫生與病人的問題就是誤診的問題。據調查，中國現在醫院的平均誤診率是30%，實際上一些複雜的疾病已經超過了40%。前不久，某省衛生廳的一個領導曾經說，在中國門診看病的誤診率已經達到50%。當然，我們對這個資料姑且存疑，但是30%這個資料應該是比較真實的。

根據屍檢來分析誤診率應該是比較可靠的，這裏有一個屍檢報告，從這個報告中，可以顯示出在一個時間段裏誤診率上升的情況。1965年，疾病的誤診率是21%，1978年達到了20.7%，1986年是25.3%，到了1989年竟高達31.3%（如圖1-1）。

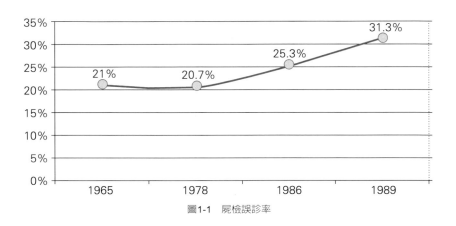

圖1-1　屍檢誤診率

1965年上海醫大1000例屍檢中，誤診率為21%，
1978年北京醫大4194例屍檢中，誤診率為20.7%，
1986年哈爾濱醫大2708例屍檢中，誤診率為25.3%，
1989年華西醫大5312例屍檢中，誤診率為31.3%，
　　　　　——數據摘自《從居高不下的誤診率看診斷學教學改革的方向》（劉德銘）

有一個現象我們應該引起重視並值得深思，從1978～1989年這段時間，醫院在臨床上投入的現代化科技設備明顯是逐年上升的，在1989年的時候，大多數比較先進的機器設備，像彩超、CT、核磁之類，很多大醫院都配備了。大家肯定會問，為什麼儀器設備越來越先進，科技含量越來越高，誤診率反而升高了呢？這個問題我們將在後面詳細探討。

3

　　還有一個嚴重困擾我們的問題是醫源性疾病。通俗地講，醫源性疾病就是由醫療或者藥物導致的疾病。2009年，《生命時報》的健康論壇上有一篇文章介紹說，在2009年召開的「首屆醫療安全與醫院管理」的高層論壇上，美國的一位資深醫學專家，同時也是一家醫院的管理人員，他提出了一個讓大家都非常吃驚的資料：在美國的成年患者當中，有45%的醫療行為是存在差錯的。也就是說，患者在治療過程中將近一半的醫療行為存在差錯，而一旦某些醫療行為有差錯，就意味著不但治不了病，反而會導致其他問題產生。

　　哈佛大學的研究人員曾經對紐約各醫院的病例進行過詳細、嚴格的分析，結果發現，一年當中因醫源性疾病死亡的人數達13000例。另外，加利福尼亞大學和蘭德公司曾組織了一個專家組，專門評估醫院的醫源性死亡問題。大量的調查顯示，約有27%的死亡和不當的醫療服務有關係。這兩個資料都表明醫源性疾病的問題是比較嚴峻的。

　　藥物的致病也隨著藥物的種類越來越多、越來越複雜而導致的醫源性疾病越來越突出。最典型的藥物致病案例是1959年的「反應停」事件，這一事件曾被列入「20世紀十大科學錯誤之一」。「反應停」是一種用於鎮靜、催眠的藥物，也可以用來止吐。當時製藥廠為了使藥品的銷售增多在宣傳時曾說：「反應停」是治療孕婦妊娠反應最理想的藥物，沒有任何毒副作用。結果很多孕婦都吃這個藥，沒想到五年之後，非常恐怖的結果出現了，在當時的西德、美國、荷蘭和日本等國，誕生了12000多名

形如海豹、胳膊和腿缺損不全的可憐的嬰兒。調查原因的時候才發現，生下「海豹兒」的產婦都吃過「反應停」。

　　這類事件隨著時間的流逝越來越多地呈現出來。從一些治療複雜疾病的藥物，到一些治療普通疾病的藥物，都越來越多地表現出其毒副作用。2008年，美國FDA公佈20種危險藥物名單，即20多種藥品被視為危險性的製劑：

1. 鹽酸精氨酸注射液

2. 地氟烷（易誘發急性心肌梗死）

3. Duloxetine（抗抑鬱劑，會引起尿道痙攣）

4. Etravirine（抗愛滋病新藥，此藥會導致關節瘀血）

5. 5-氟脲嘧啶霜劑（Carac）與酮康唑霜劑（Kuric）

6. 肝素鈉注射劑（過敏反應和死亡）

7. Icodextrin（夜間低血糖症狀）

8. 依維菌素與華法林（藥物不良反應）

9. Humulin R（引起糖尿病人夜間低血糖症狀）

10. Lapatinib（拉帕替尼，嚴重肝毒性）

11. Lenalidomide（美國已引起多人致命藥物反應）

12. Natalizumab（惡性皮膚癌黑色素瘤）

13. 硝酸甘油

14. 醋酸奧曲肽（有引起腸梗阻的危險）

15. 鹽酸羥氫可待因緩釋片（成癮）

16. Perflutren（微乳化劑）

17. 苯妥因注射液（導致手壞死）

18. 喹的平

19.特比夫定

20. TNF（腫瘤壞死因數阻滯劑）

　　從上面這20種危險藥品中，我們還會看到讓我們感到不可思議的事情，其中列在最後的一種藥叫「腫瘤壞死因數阻滯劑」，它本來是用來治療腫瘤的，但隨著時間推移，後來才發現這種藥極易引發青少年的腫瘤疾病。一種本來是治療腫瘤的藥物，反而成為引發腫瘤疾病的原因。可見在服藥的時候保持高度警惕有多重要。

　　在臨床治療中，越來越多的藥物並非如我們所期望的那樣，以為知道了它的所謂「有效成分」，並且反覆做過多種「動物實驗」、「臨床實驗」及其他「科學實驗」就被認為是很安全的，甚至是一些治療最常見疾病的普通藥物，也可能會存在致命的風險與隱患。比如「PPA事件」，我想絕大多數人都吃過感冒藥，而PPA（苯丙醇胺）曾經是很多感冒藥的主要成分。後來經研究發現，PPA可以導致某些人的心臟出現問題，甚至導致猝死。誰也不會想到一場小小的感冒，一個簡單的用藥，會產生這麼嚴重的後果。

　　醫源性疾病或藥源性疾病的後果有時候甚至會超過戰爭帶來的致命危險，2008年10月20日的《醫藥經濟報》中有文章稱，在過去8年裏，美國發生的處方藥不良反應平均每年導致10.6萬人死亡。這一數字相當於在20世紀50年代朝鮮戰爭與60年代越南戰爭期間陣亡美軍士兵的總和。

　　而在中國，每年因為藥物的不良反應住院的人數達到了250萬，死亡人數是19萬人。這還只是直接由藥物導致的。實際上在

臨床中還有很多藥物雖然沒有直接導致人的死亡，但由於用藥的不慎重，或者忽略了藥物的毒副作用，導致患者身體機能的下降、生命指症的衰退或者抵抗力的下降，而造成間接死亡的資料恐怕還要高很多。所以，不管是醫生還是患者，在用藥上一定要慎之又慎。

4

　　一些常見病在越來越發達的現代醫學控制下是不是得到遏制了呢？答案是否定的！

　　一個或許讓我們都不願意相信的事實擺在面前：一些常見病的發病率在逐年上升。比如糖尿病，1980年的時候有關部門曾做過一個普查，糖尿病的發病率是0.67%，1996年的時候統計是3.2%，而2008年的時候，高達9.7%了，30年裏上升了10多倍。再比如高血壓，1950～1970年，每年以100萬人的速度在增加；1980～1990年，每年增加的人數達到300萬人；1991～2002年，已經以每年700萬的速度在增長了。現在中國糖尿病患者已經超過了1億，高血壓病患者超過2個，超重和肥胖的人數已經超過了3億。

　　這些疾病意味著什麼？目前來說，導致人口死亡率最關鍵的疾病是心腦血管病，而心腦血管病的發病和糖尿病、高血壓、肥胖症、高血脂這些疾病密切相關。也就是說，糖尿病、高血壓、肥胖症、高血脂人群患心腦血管病的比例遠遠高於普通人。資料統計顯示，30～40歲的成年人，他的正常血壓應該是70～115 mmHg，那麼如果在185～115 mmHg的範圍內，收縮壓每增長20 mmHg，舒張壓每增加10 mmHg，發生心腦血管病的危險性

就會增加一倍，超重和肥胖的人就更明顯。我們可以設想一下，如果一個50歲的人得了高血壓或者糖尿病，就意味著，在10～20年以後，他得心腦血管病和糖尿病併發症的幾率要比正常人高得多。如果現在不採取有效措施來預防高血壓、糖尿病等基礎疾病的發病率，那麼在未來的15～20年以後，心腦血管病的後遺症和糖尿病的併發症，將會以井噴式的速度爆發。因為65歲左右老年人的發病率大概是年輕人的數倍，那他所耗費的醫療資源、醫療費用將是年輕人的3.9倍。現在超過65歲的人，多數都會有兩種以上的基礎疾病，併發症的危險係數自然會大大增加。

5

這些最常見的疾病氾濫意味著什麼呢？現代醫學認為，這些疾病往往需要終生服藥。這就意味著醫療費用的增長成為必然。1978年，中國的醫療費用僅110多億人民幣，1993年是1377億，到2009年，已高達17200多億。從這些直線上升的資料我們可以看到，醫療費用過快過猛的增長，已經不僅僅是一個醫療問題，也是影響國民經濟最大的因素之一。可見，心腦血管病的後遺症、糖尿病的併發症，不僅影響我們國民的生活品質，而且因為這些病都需要終生服藥，意味著它要不停地燒錢，這將極大影響國民經濟的整體水準。

更值得我們擔憂的是，現代醫學在臨床上對很多疾病既找不到明確的、具體的原因，也找不到特效的治療方法。這些疾病除了剛才講的高血壓病、糖尿病，還有動脈血管硬化、消化性潰瘍、老年慢性支氣管炎、骨質疏鬆，以及神經血管性的頭疼、哮喘、痛風、腰背疼痛、風濕病、腫瘤等等。這些病我們都無法找

出一個具體的病因，只能針對疾病的症狀進行治療，或者說，只是針對一些指標進行治療。嚴格地講，這只能對疾病起到一定的緩解作用，甚至最終的作用還不一定好。為什麼這樣說呢？因為治療疾病的關鍵是要找對病因，否則，任何治療都是盲目的。如果僅僅是「對症治療」，就意味著你只是針對症狀、針對結果或針對現象進行治療。目前我們針對一些檢查結果、檢查資料和指標所進行的治療，就是這樣的治療。因為我們身體的某些症狀和各種指標，都是疾病產生的結果而不是原因，針對它們所進行的治療就有一定的局限性。在臨床上我們最常見的現象就是，很多病一吃藥就好，不吃藥就又復發了。還有一個值得注意的現象就是，一個人在發病以後，從治療、吃藥開始，症狀會減輕；但是隨著時間的推移，如果用這個月和下個月作對照，或者用上半年和下半年作對照，我們就會發現這個人的症狀逐漸加重，身體素質逐漸下降，最終導致的是整個身體的衰弱，甚至死亡。很多慢性病，像最常見的風濕病、高血壓、糖尿病的治療都需要長期服藥，而藥物都是有副作用的。

6

那麼，到底能不能找到一些更好的辦法呢？其實，其中最重要的也是最關鍵的要素就是我們一定要知道是什麼原因導致了這些疾病。從這個意義上說，現代醫學對這個方面的瞭解還是很有限的。美國的科學院院士、醫學專家托瑪斯·路易斯曾經說過一些值得我們警醒的話：「能夠成功地做出診斷和說明被看作是醫學的勝利，我們對真正有用的東西瞭解甚少。我們曾經繁忙地對疾病進行分析，但是卻無法改變它們大多數進程。」他還

說：「表面看來很有學問的醫療專業，實際上卻是個十分無知的行當。」這話說得可能有點兒尖刻，但反思一下我們的行為及我們對生命的認識程度，我們不得不承認，他說的也有道理，是值得我們深入思考和必須面對的現實。雖然我們的醫學貌似發展得很快，已經從大體層面的研究，發展到了器官、細胞，甚至是亞細胞層面的研究；醫學上的干預也一樣，有化學的、物理的、心理的，以及社會的，還有細胞複製等；另外，現代科技在臨床上的投入，從X光、CT、核磁、PECT等，方法也越來越多，儀器也越來越先進，但結果是什麼？我們雖然控制住了一些疾病的發病率，像營養不良性和傳染性的疾病，卻又有一些新的疾病在產生，並且產生的速度在逐年遞增。例如上面談到的心腦血管病、糖尿病、惡性腫瘤，還有愛滋病等等，它們比原來的疾病還要可怕，但現代醫學對這些疾病仍然無能為力，甚至連有些疾病的發病原因都沒有找到。這就不得不逼著我們去思考，現代醫學本身是否存在很多問題？那麼我們對醫學的認識，以及現行的醫學理論，和我們所採取的一些治療方法，到底是否正確呢？現代醫學值得我們更深入思考的問題有哪些呢？

2 診斷疾病≠儀器檢查

儀器檢查和化驗都不能作為診斷和治療的標準。

在臨床上過度依賴儀器設備，就像一個人有了拐棍，反倒忘了自己雙腳的存在一樣。

從儀器的檢查到結果的解讀，每個環節都可能導致誤診。

化驗的資料只是我們身體某個狀態的暫時結果。

很多疾病是儀器根本檢查不出來的。

在醫學中，沒有比詳細地詢問病史和進行體查更為重要的了。

大家去看病的時候，一般都會有這樣的想法，總覺得儀器的檢查結果要比人的感覺或者判斷更科學、更客觀、也更精確。真是這樣嗎？不能否認，儀器的確給醫學帶來了一些進步，讓我們對人體某些疾病的認識更加清晰，但問題是過度依賴儀器設備，也使我們對疾病的判斷和分析能力大大地降低了。我曾在一本書裏說過：我們在臨床上過度地依賴儀器設備，就像一個人有了拐棍，反倒忘了自己還有雙腳一樣。所以我們現在一定要反思這樣

一些問題：儀器的診斷是不是可以代替人的診斷？儀器的檢查結果是不是可以作為臨床診斷的依據？

1

我們先從一個病例開始。有一個男性病人，45歲，身材矮胖，頭疼眼花，失眠多夢，心悸氣短，經常感覺疲憊。在臨床上他的病起碼要涉及幾個科室：第一個是神經科，第二個是心內科，還有就是內分泌和營養科。按照現有的醫療程序，這個人在就診的時候，就要找這些科室的專科醫生問診，程序幾乎是類似的：每到一個科室，醫生先問一下情況，再根據情況開一些化驗檢查單，讓你去做各種檢查，檢查出來的結果回饋給醫生，醫生據此給病人開藥。

根據這個過程我們會發現一個規律：首先是儀器的檢查成為醫生診病的主要手段，或者說主要手段之一；第二，吃藥成了給我們治病的主要手段；第三，醫生治療針對的是疾病的結果，而不是病因；還有就是過度用藥容易導致醫源性疾病的產生。

剛才這個病人，就去了四五個科室，每個醫生都會給他開藥治療，結果最少是四五種，因為我在門診經常遇到一些老年病人，同時吃十幾種藥，這些藥之間有沒有相互影響，會不會產生矛盾等，是個很嚴峻的問題。藥物雖多，不但不一定能治好病，反而容易產生很大的副作用。

另外，從剛才這個患者的就醫過程，我們還可以發現一個現象，分科過細是現代醫院的普遍現象，大醫院尤其如此，這樣導致的結果是醫生變成了交通警察，各管各的路段，不相干的就不管了。

讓我們回到剛才的問題：診斷疾病是不是等於儀器檢查？

　　我們先來看一個資料：曾經有學者做過一個統計，就是超聲、核磁、CT這些比較高級的影像設備診斷的正確率僅僅是33%，也就是只有三分之一，而它直接導致的誤診率是9%，還有58%是不能得出結論，為什麼不能得出結論呢？因為還必須根據檢查結果並結合病人的具體情況來加以分析。

　　再來看化驗，美國的病理醫師協會曾經向全美的5000個化驗室寄去了同樣的已知膽固醇血樣，它要求誤差不能高於5%。結果回饋的資料是，有三分之一的實驗室的誤差超過了15%，這個誤差就非常大了。我們國家的化驗室也應該存在同樣問題。

　　其實，儀器的檢查，幾乎每一個環節都可能導致誤診，為什麼這麼說呢？

　　第一，很多疾病儀器是根本檢查不出來的，例如心理的疾病和一些還沒有形成器質性病變的疾病。

　　第二，任何儀器都是有其自身特定的局限性。

　　第三，檢查影像有非特異性。什麼是影像的非特異性呢？我曾經看過一個報導，說國內一個很有名的醫院，它的腦外科曾在不長的時間內，把六個急性腦梗塞的病人當成腦腫瘤病人開顱了，這很顯然是誤診、誤治。為什麼會這樣呢？原因很簡單，就是過度相信了CT的影像結果，從CT的影像檢查結果上看，急性腦梗塞和腦腫瘤很難分辨。是不是這種疾病的誤診就不能避免呢？當然不是，急性腦梗塞是急性發作的疾病，而腦腫瘤是慢性病，只要我們的醫生對患者作詳細的問診，瞭解一下他是不是以前常有頭疼，如果有，就會知道這是慢性病，就不會考慮急性腦梗塞了。

第四，檢查醫生的水準也很重要。懂醫的和不懂醫的、檢查技術好的和不好的，差別很大，CT掃描會漏掉一些小的東西，該檢查的位置沒有檢查到也會形成漏診。

第五，所有做過B超的人都有這樣的體驗，醫生拿著的那個探頭在你的身上用的力量不一樣，或者角度不一樣，看到的影像就會有區別的。

第六，醫生對結果的解讀也是導致誤診和誤治的一個很重要的原因。同樣的一個影像結果，讓不同的醫生去看會得出不同的結論。所以，我們一般做CT也好，還是照X光也好，都要找很有經驗的專家去看結果，這樣就容易避免誤診。

第七，即便檢查的結果是正確的，但有很多我們檢查的結果和疾病之間存在非因果關係。為什麼這麼說？舉個簡單的例子，很多人都有腰痛的經歷。腰痛時，一般我們會到醫院去照X光或者做個CT掃描。醫生一看結果，就會告訴你，你的腰痛是骨質增生壓迫引起的。這聽上去合乎邏輯，病人的確存在腰痛，並且檢查結果沒有問題，骨刺就在那兒長著呢！但是問題在於，我們的腰痛是不是真由這個骨刺引起的？其實我們只要仔細思考一下就不難得出結論，骨刺和腰痛之間是非因果關係。為什麼這麼說？假如這個疾病是由骨刺導致的，那麼骨刺是持續存在的，疼痛也應該是持續性的，但目前的問題是，這一類的病人，疼痛程度往往有時候輕，有時候重，甚至有時候一點兒都不疼了。這說明很可能骨刺不是導致腰痛的主要原因。其實導致腰痛的原因非常多，任何能壓迫到腰部神經的因素都可以導致疼痛，例如腰部軟組織的緊張度增高，使神經受到壓迫。能導致這種現象的原因就更多了，諸如外傷、疲勞、風寒這些因素都可以導致軟組織緊

張度增高。另外，還有一些被我們忽略的因素，例如有一些女性患者的腰痛，很可能是婦科的炎症放射到腰部造成的，也有可能是消化系統的疾病透過穴位放射到腰部引起的。

　　所以說我們看到某個檢查結果的時候，千萬不要簡單、直接地和疾病的症狀相對應來判斷病因，這最容易導致誤診和誤治。

　　現在我給大家看一個檢查結果圖（如圖2-1），這是在不同的三家醫院所做B超檢查同一個病人的三個結果。第一個是2010年12月18號做的，結果是雙側卵巢包塊，右髂血管旁淋巴結；第二個是2010年12月31號做的，檢查結果是，右附件實性占位，子宮左後方結節，右腹壁腹膜結節；第三個是2011年1月5號做的，結果是雙側輸卵管積液，就是說沒發現有硬塊，僅僅是囊性的積液。大家肯定會認為這是三個病人的檢查結果吧？前後還不到一個月的時間做出的檢查，實際上是同一個病人在三家醫院做出的結果，其中有兩家醫院是中國目前最權威的醫院之一。

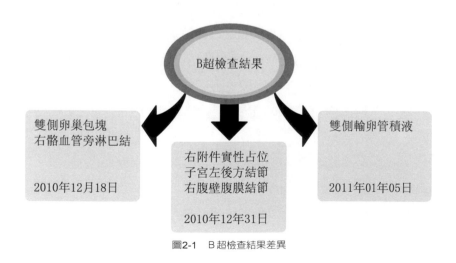

圖2-1　B超檢查結果差異

接下來咱們看看化驗。在我的門診上有一個病人，他是來治胃病的。治病前，他就說自己的小便裏面有時會有泡沫，我給他用中藥針灸治了一個星期，胃部的症狀基本好了，但小便裏泡沫仍然沒有減少。他自己提議是不是去做個小便化驗，我認為可行。結果他到一家醫院去化驗小便，尿蛋白是3個「＋」。當時醫生就告訴他，根據他的小便化驗單，是很典型的慢性腎小球腎炎，說你趕緊住院吧！如果不住院的話，後果相當嚴重。當時他特別緊張，給我打電話的時候，聲音都發抖了。我當時就告訴他：「別緊張，根據我給你治療的判斷，你那些症狀與體徵不像慢性腎小球腎炎，先別住院，再複查一下。」結果再次化驗小便，蛋白就變成陰性的了。醫生還是不放心，說你做個24小時的蛋白定量吧！蛋白數值還是偏高，於是又建議他住院。後來病人就問我：我到底住不住院？我說：你感覺怎麼樣？他說：我感覺也沒有腎炎的症狀，腰痛、疲乏這些症狀都沒有。後來我就說：別緊張，你可以再做一個24小時的蛋白定量化驗，這一次做的結果，我敢打賭，你若把同一份小便分成二份，分別送到兩家醫院去做，得出的結論不一定一樣，不信你可以試一下。他按照我說的做了，結果發現一家的化驗結果是陽性的，而另一家是陰性的，結果完全不同。

我說這個的意思是提醒大家，當我們拿到化驗單的時候，千萬不要為這些資料所迷惑。當然，有些資料是客觀的，但有些資料的誤差也很大。我們千萬不要認為這些化驗資料的結果一定比人的判斷更科學、更客觀、更精確。一位醫學專家曾說過：「在

醫學中，沒有比詳細地詢問病史和進行體查更為重要的了。」我在臨床上遇到過一個病人，頭暈得厲害，醫院一直認為是腦血管的問題，可是，做CT、做核磁都沒問題，但就是治不好。我給他治的時候，一查體就知道他是頸椎的問題，因為他頸椎部位肌肉的緊張度特別高，頸椎周圍肌肉的緊張會壓迫到大腦供血的血管，這是導致患者頭暈的一個很重要的原因。只要用手一摸就摸出來了，儀器檢查了半天也沒有解決的問題，我就簡單地給他針灸了一下，按摩了一會兒，當時就好多了，非常快。

今年年初的時候，我的門診來了一個病人，他被當地醫院診斷為類風濕性關節炎。這個病人來的時候，走路、說話都很好。為什麼被診斷為類風濕性關節炎呢？就是根據他的一個化驗的資料，發現他的類風濕因數比較高。我詳細問了一下，他實際上就是一個手指疼，當地的醫院卻診斷為類風濕，並告訴他說現在西醫都沒辦法治類風濕這類病，而且這個病發展得會越來越重，關節會變形，最終會影響到你的自理能力。他一聽就害怕了，睡不好覺，吃不下飯。一個勁兒地問我：我這個病到底能不能好？是不是最後要癱瘓？很多醫院的醫生都這麼說，我自己在網上也查了，類風濕確實沒有辦法治。我明確地告訴他：你本身的問題不大，千萬不要有心理負擔。因為診斷類風濕不是光透過幾個化驗指標，這個指標本身的局限性是很大的。更重要的是，某些被我們認為與疾病相關的那些指標本身和類風濕到底有沒有直接的因果對應關係都很難說，否則，為什麼有些症狀與體症都已經很明顯的病人反而化驗結果是陰性的呢？為什麼有些沒有類風濕症狀的人化驗也有可能呈陽性呢？

我們常常認為醫院化驗檢查的結果很科學、很客觀。其實

未必如我們想像的那樣真實，你取血化驗血常規，它真有那麼客觀嗎？比如我們取血的部位換一個指頭或者是換到其他部位，化驗出來的數值可能會有變化的。為什麼？因為到達不同部位的微循環的血液的量是不完全一樣的，得出的結論當然也不會完全一樣。另外，血樣是隨著人體狀態的改變而改變的，如果當天沒休息好，或者你喝酒後再化驗，很可能就會產生一些變化。就是同一個人，在同一個時刻，我給你取出血化驗完了，你再喝一杯熱水出去跑一圈回來再化驗，數值也可能會發生變化。

我說這些的意思是想告訴大家，化驗的指標永遠是我們人體在某一個狀態的時候一個暫時性的階段，不能作為唯一的診斷和治療疾病的尺度。嚴格來講，這些檢查在醫學上只能作為參考，起輔助診斷的作用。現在大多數醫院裏，它們不再是輔助診斷，而是成為主流診斷的依據，更是治療的依據。這種思路和方法顯然是有問題的。

所以，大家一定要注意，不要把這些東西作為判斷我們身體疾病的唯一依據。比如說我們去查體，就是從上到下檢查一遍，然後出一個表格，你血脂高，它用電腦就給你提示了，其實人和人的個體差異是很大的，機器化驗的結果不一定完全適合任何人。例如一個長期坐辦公室的公務員與一個天天在田裏幹活的農民如果都有血脂偏高的化驗值，那電腦會同樣提醒你，注意運動，少吃高脂肪高蛋白食物等。其實，前者對於類似的提醒是有必要的，而後者呢？他天天在田裏幹活，並且吃的也多是粗糧淡飯，這種提醒就是多餘的，因為後者的血脂高很可能與別的因素有關。

　　另外，很多的疾病，儀器不一定能檢查出來。這就意味著我們如果過度相信這些儀器和化驗，很可能會被誤診和誤治，也很可能延誤治療的最佳時期。如果化驗檢查提示你是正常的，會導致你對自己身體的不警覺、不重視。有些病人的自我感覺很敏銳，明明覺得身體不舒服，但是怎麼查都查不出來。我在臨床上經常遇到這類病人，為什麼？因為疾病的發生、發展、變化、加重的過程是逐漸完成的，不是一下子就有數值的改變，也不是突然就長出一個東西來，它總是從無到有、從小到大變化著的。往往最開始的時候不是儀器能發現的，但我們的感覺能發現，如果感覺近期很疲勞，或者哪里很不舒服，就要特別注意了。

　　上個月，我在臨床上遇到一個病人，我當時就跟他說，你的心臟有問題，因為我發現他的內關穴和背部的心臟反應穴位──心俞穴壓痛敏感。他告訴我，前不久他在醫院做過心電圖，完全正常。我說：我們中醫診斷疾病，和心電圖不一樣，是透過穴位和內臟的對應關係來判斷，一般也是比較準確的；你不信，我可以給你點幾個和心臟相關的穴位，症狀馬上就可以緩解。結果不出所料，病人走的時候，都快流淚了。他說他最好的一個朋友，開始也是左背部心俞穴疼，之前也去做過心電圖，完全是正常的，被認為是肩背部本身的問題，沒有重視與注意心臟的問題，結果猝死於心臟病。可見，如果我們過度地依賴這些檢查，後果真的不堪設想。

4

　　還有一點要提醒大家，在臨床上我們過度地做一些檢查，對我們的身體是有害的。有一本名叫《診斷你的醫生》的書，是美國人提摩西‧麥克爾寫的，其中有一段我覺得很有意思。一個病人有咳嗽之類的症狀，醫生建議他拍X光片，於是有了下面一段對話：

> 醫：您需要拍X光片以便協助診斷。
>
> 患：我為什麼要拍X光片？
>
> 醫：是為了排除肺炎。
>
> 患：我得肺炎的可能性有多大？
>
> 醫：可能性不大，但我只是想確診一下。
>
> 患：您估計可能性多大，十分之一？百分之一？
>
> 醫：根據不發燒、肺部聽診正常這些情況來看，您得肺炎的可能性很小。
>
> 患：我明白了，我如果得了肺炎，您會怎麼辦？
>
> 醫：也許我要讓您口服抗生素。
>
> 患：如果我沒得肺炎，您還會給我開抗生素嗎？
>
> 醫：是，我可能會給您開。
>
> 患：就是說，拍胸片對治療沒什麼影響，對嗎？
>
> 醫：是的，實際上沒有影響。
>
> 患：我想我還是先不拍了……

大家看，病人在要做什麼檢查的時候，醫生和他之間有溝通的過程。在臨床上，醫生要給病人開化驗單、檢查單，它往往有這麼幾個方面的原因：第一就是一些醫學的常規需要瞭解；第二是醫生為了確診這個疾病到底到了什麼程度，或者是為了檢查有沒有這種疾病；還有很大的一種可能性就是為了排除得某種病的可能，就像剛才這個醫生對患者說的那樣。為什麼要排除這種可能呢？因為除了醫學專業方面的問題之外，還有一個法律問題，如果你有某種疾病，醫生不能幫你排除，是要負一定的責任的。當然，有一些不必要的檢查，個別的醫生也會給你開，這就屬於利益的問題了。

　　如果是上面提到的這幾種可能性，作為病人，在和醫生溝通的時候，對有些我們認為沒有必要做的檢查，我們是有權利拒絕的，這是對自己身體的一種保護。

正確的檢查結果≠診斷的依據

儀器檢查的結果再正確，也不一定是病因。

疑難病的主要問題在「疑」字上，去「疑」則無「難」。

很多疾病的原因是多元的，不能簡單地認為是一對一的因果關係。

很多醫生最喜歡把看得見的、能檢查出來的、能被具像化的東西作為病因，而忽略了看不見的。

濫用抗生素嚴重影響了很多孩子的體質，甚至會影響他們一生的健康。

現代醫學最需要的不是知識，而是思想。

前面講了儀器設備在我們的診斷疾病過程當中存在的局限性，以及容易導致的誤診、誤治的原因、原理。那麼，是不是正確的檢查結果，就可以作為臨床診斷和治療疾病的依據呢？

1

我們還得從一個案例說起。10多年前，我曾遇到過一個病

人，頭疼了20多年，到各大醫院都去看過，腦電圖、CT、核磁都做過，中藥、西藥吃了不少，最後都沒有效。幾乎所有的醫生都告訴他，他是腦萎縮引起的頭疼，因為在CT或者是B超上，影像明顯顯示他的大腦有萎縮的跡象。醫生告訴他，腦萎縮問題如果解決不了，頭疼不可能好。所以說在治療的時候，就只能對症治療，給他開一些止痛的和神經營養的藥物，叫他長期吃。但一直沒有治好，反而越來越重了。這個病人後來透過某種機緣找到了我。

我先詳細地詢問了他的病史，又看了他原來的一些診斷結果和治療方案，問他做過哪些治療，當時的中藥是怎麼開的。然後我給他做了個檢查，檢查過程中我注意到一個細節，就是這個病人頸部的肌肉緊張度特別高，頸部後邊和兩側的肌肉已經有纖維化的跡象，就像橡皮筋老化似的。後來我就問他：在你頭疼之前，是不是頸部和後背也感覺難受？這個病人說：對，一直就這樣，在頭疼病之前就有這種情況。我又問他：有人給你從頸椎的角度治療過嗎？他說：我是有頸椎病，但是因為頭疼我顧不上頸椎。我說：你的頭疼很可能就是頸椎導致的。病人說：不可能，我做的CT、核磁都說能看出大腦明顯萎縮，很多醫院的專家都這麼說的。我說：這樣吧！我給你治療一段時間，如果我沒判斷錯的話，一個禮拜就會見效。當時他根本不相信。

後來我就給他針灸，加上點按頸部的一些特定的穴位，當時他的頭疼就有所緩解，感覺大腦思維變得清晰了。我告訴他，這樣治三四天以後，應該會明顯減輕，一個禮拜之內就會有更大的進展。病人當時半信半疑，治到第三天的時候，他基本上就感覺不到疼了，晚上也能睡得很好。這之前他每天都要吃止痛藥，普

通的止痛藥都不管用了，要一把一把地吃，疼得厲害的時候都想用頭撞牆。我給他治療完了以後，再也沒有那麼劇烈地疼過。

後來我就給他解釋，我之所以能治好他的病，是因為弄明白了什麼是真正的病因，也知道腦萎縮和頭疼及真正病因之間是什麼樣的關係。我的判斷是這樣的，頭疼是因為大腦缺氧、缺血導致的，那麼是什麼原因導致大腦缺氧、缺血呢？血液是通過我們的頸部抵達大腦的，如果頸部這個交通要道的肌肉緊張度增高，就會產生對神經和血管的壓迫，導致腦供血的通道發生障礙，大腦必然會缺血、缺氧，而大腦缺氧的一個最直接的結果就是頭疼，接下來會影響到大腦的一系列的指標和功能，例如記憶力下降、睡眠障礙等。我就從改善他頸部肌肉的緊張度入手治療，腦部供血的障礙一旦解除了，大腦供血也就得到了改善，頭疼症狀自然就會減輕，甚至消失。

大家可能要問了，腦萎縮會不會導致頭疼呢？實際上透過這個病例，我們可以發現一個問題，腦萎縮其實只是疾病的一個結果，而不是原因。為什麼這麼說呢？因為我們大腦的任何一個細胞都需要營養供應。頸部的肌肉緊張度高，壓迫到腦供血的血管以後，它到達腦細胞的營養就被阻斷了，大腦腦細胞由於長期的缺氧、缺血，當然會慢慢地萎縮。也就是說，腦萎縮和頭疼不是因果關係，而是並列的關係，是由同一個原因導致的。當我們認識到這個原理以後，再來治療就有的放矢了，所以說，看病找對了原因就成功了一大半。

其實很多疑難病的主要問題是在一個「疑」字上，「疑」解決了，「難」也就不存在了。就像我剛才講的病人，一旦把機理搞清楚，知道了導致疾病的真正原因，下一步就是針對病因來

進行治療的問題。可能有人要問了，就像這個病人當時問的，這個腦萎縮能不能改善？這個病人還不到50歲，我當時就告訴他，肯定能改善。當到達頸部的血液循環改善以後，輸送給腦細胞的營養也就增加了，隨著營養的充足，大腦萎縮肯定會慢慢得到改善。我對這個病人的治療的方案是：第一，疏通經絡，使頸部的肌肉緊張度緩解，讓腦部供血的通道暢行無阻；第二，用一些補氣、養血、補腎的藥。中醫上講腎主骨、生髓，大腦和腎的關係非常密切，從這個角度來診治，增加腦營養，再改善這些症狀，他沒有理由不好。找對了這些規律，那麼治療起來就只是個時間問題。

當然他不可能一下子就好了，而是隨著時間的推移，營養充足以後，腦細胞的代謝會逐漸得到改善，很多指標會逐步趨於正常。但是這裏還有一些需要特別強調的問題，就是日常生活當中，他要注意的一些事項：第一就是頸椎部位的保護，不要天天勾著脖子一動不動地看電視，伏案工作的時間不能太長；第二，要注意別受寒，頸部一受寒，肌肉緊張度就會增高；第三，就是鼓勵病人多鍛煉。後來這個病人越來越好，但大約在半年以後又劇烈地疼了一次。原因就是在一次降溫的時候，他穿的衣服少了，受寒了。這之後隨訪了幾年，基本沒有什麼問題了。

從這個案例可以看出，就算儀器檢查的結果再正確，能告訴我們的也只是疾病的結果，而並不知道是什麼原因導致的結果，這就需要醫生與病人去共同分析了。所以儀器檢查的結果不一定能作為我們臨床診斷和治療的依據。臨床診斷必須要根據檢查結果來找原因，來重新判斷、重新定位，千萬不能被它所迷惑。比如說，如果我們認識不到腦萎縮是什麼原因導致的，頭疼是什麼

原因導致的，沒有認識到頸部的供血障礙問題，那麼即便是給他用一些營養神經的藥、營養大腦的藥，肯定也到達不了大腦。因為它的通道是有障礙的，能採取的方式只有鎮痛，但鎮痛藥吃得時間長了，會產生很多的問題。比如耐藥性的問題，他一開始吃兩片，逐漸加量，後來到了成把成把地吃；還有一個就是藥物的副作用問題，這個病人的胃很糟糕，就和長期大量吃鎮痛藥有直接關係。

所以說，如果找不對真正的病因，就意味著我們所做的任何治療都是盲目的，隨著治療的延續，不但病好不了，而且由於藥物導致的副作用還會出現新的問題。我們在臨床上千萬不能被這些指標、資料、檢查結果所迷惑，一定要用心思考。我對我的學生經常說，找病因是最需要花功夫、下力氣的，它不光需要你用心和病人交流，還需要你用很敏銳的頭腦去判斷。我們現在的醫學最需要的不光是知識，還要有思想，一定要當一個有思想的好醫生。

2

我們在臨床上還有一個特別大的誤區，就是往往會把病因單一化、具體化，習慣於找一個和疾病直接對應的因果關係，這也是非常錯誤的。為什麼？因為現在越來越多的疾病，你根本找不到單一的原因。我不敢說所有的疾病，絕大部分疾病都是這樣的。可能有些人會問，肺炎肯定是肺炎雙球菌引起的，結核病肯定是結核桿菌引起的，這不是一對一的嗎？我認為不一定。大家呼吸的空氣是一樣的，為什麼有的人得了結核，有的人就沒有得呢？這說明個體是有差異的。有的人內臟功能就決定了他的免疫

力低，這是他的「短板」。當他感染結核病菌的時候，就容易得肺結核，而免疫力高的、體質好的人就不會得。所以說有的人在查體的時候（例如照X光）會發現，肺部有個鈣化點，以前可能得過結核，為什麼人家得過結核，沒有症狀就好了呢？是因為他內臟器官的素質好。而內臟器官不好的就很糟糕，一旦感染了結核桿菌以後，由於內臟環境的問題，結核桿菌迅速開始繁殖，最後發病。從這個角度上說，結核桿菌只是病因之一。肺炎也是如此，除了病菌這個外因，還有一個內因，就是病人的基礎體質。剛才我講的這個病案就有這個問題，把腦萎縮當成唯一的頭疼原因，那麼頸椎的問題是不是唯一的原因？也不一定，因為導致頸椎肌肉緊張度增高的因素有很多，比如你的工作習慣、風寒問題等等，都可以導致頸椎產生問題。

　　這種把病因簡單化的做法，在我們現在的臨床上幾乎比比皆是，無論是對一些疑難病的處理，還是對一些常見疾病的處理都是如此。例如椎間盤突出和腰痛的關係問題，這是在臨床上最常見的。很多腰痛的病人，被認定是椎間盤的問題，必須要做手術才能好。實際上很多病人根本就不是這個情況。不信你讓病人趴到床上，給他做一下檢查試試。他疼的那個部位，肌肉緊張度肯定很高，疼痛一側的溫度比對側低。那麼我們首先要弄明白一個問題，是什麼原因導致的腰痛？一個最直接的因素就是對神經造成壓迫。那麼是什麼原因對腰部的神經產生壓迫？原因就很多了，骨刺、椎間盤會，還有周圍的肌腱、肌肉也會。另外，從腰部脊椎發出來的神經，要通過椎間孔穿行，每一個環節都離不開軟組織，也就是說，軟組織對神經的影響要遠遠大於椎間盤和骨刺。我在臨床上遇到很多腰痛的病人，真正由於骨刺和椎間盤壓

迫而導致腰痛的人，非常非常少，大部分病人是軟組織壓迫導致的。你想，如果不是由骨刺和椎間盤壓迫導致的，只是做個手術把椎間盤取出來，真正的病因你沒有找到，後果可能比原來還要嚴重，因為它對病人造成了某種程度的重複損傷。

我們只要一看解剖圖就能明白椎間孔和椎間盤，以及脊髓的關係。椎間盤突出以後，會壓迫脊髓，但是對從脊髓、椎間隙穿行的神經直接壓迫的可能性非常小。

3

為什麼我們很多時候會把腰痛的原因歸結為椎間盤呢？原因非常簡單，就是我們做CT和核磁的時候，椎間盤和骨刺是能夠被儀器直觀看到的，這是我們在臨床診斷和治療思路方面最大的誤區。我們最喜歡把看得見的、能檢查出來的、能被具像化的東西作為病因，看不見的往往就被忽略了。軟組織的問題是我們做這些檢查的時候看不見的。至於是什麼導致了軟組織腫脹，造成了對神經的壓迫，原因就更多了。像外傷、慢性勞損、風寒都可以。我們可以觀察一下周圍的人，有腰椎病、頸椎病、關節炎的人有個規律，往往是一降溫或一受寒病情就會加重。既然知道這個規律，我們就應該想一想，這些疾病和自然界的溫度及濕度的變化規律有沒有關係。

說到腰痛，還有一個特別容易被忽略的原因就是內臟疾病對腰部的影響。有很多內臟的疾病是直接能透過我們中醫所說的經絡、穴位反應到腰部的。例如結腸病、婦科病，還有消化系統的病，等等。當然，每個人患病的器官不一樣，反應的部位也就不一樣，有的靠上一點，有的靠下一點。例如像婦科問題它就可以

反應到腰骶部，胃腸問題的反應則偏上，而結腸的問題則反應在第四節腰椎附近。所以說，我們透過儀器、化驗檢查出來的未必是疾病的真正原因，而我們沒有檢查出來或者被我們忽略的，很可能恰恰是最重要的原因。

感冒，是被誤治最多的疾病之一。大家可能會奇怪，感冒怎麼會誤治呢？其實，現在我們把感冒當成病毒性的疾病去治療，這是錯誤的。細菌、病毒和我們人體疾病的關係問題，我在後面章節中還要詳細講述。大家想想，是什麼原因導致感冒？在北方最常見的原因就是風寒，甚至在南方也是。大家可能說南方很熱，怎麼會有風寒？南方是很熱，但是南方室內備有空調。夏天的時候，外面的溫度40度，一進房間不到20度，能不受涼、不感冒嗎？在熱環境裏面，人的汗毛孔是開放的，皮膚的空間也是開放的，一旦進入涼爽的房間，風寒就可以長驅直入。每個人都有這種直接經驗，就是身體一受涼，皮膚和肌肉會發緊收縮，感冒的病人不外乎頸部僵硬、後背發緊、嗓子乾癢、鼻塞流涕、扁桃體化膿腫大這幾種症狀。實際上就是受風寒刺激而導致的肌肉緊張度增高，緊張度增高的肌肉會對其中運行的血管造成壓迫，隨之引起的就是血液循環障礙。血液循環一旦有了障礙，就會引起咽部的問題，不是小動脈受壓後導致血液過不來，就是血液過來以後回流不暢。血液過不來會導致嗓子乾癢、咳嗽，這時的咽喉是蒼白、不充血的；而當靜脈的血液回流受阻的時候，咽部就會充血，扁桃體會腫大。在臨床上，醫生往往把這兩種咽喉病分為病毒型的和細菌型的，實際上它們不過是同一種原因不同的作用程度導致的兩種不同的結果而已。其實，我們的咽部每時每刻都充滿了細菌和病毒，一旦這個地方的血液循環受到影響，處於充

血狀態，就成了細菌的一個培養基。明白了這個原理，我們治療咽喉的疾病，就不一定非要用抗生素去殺菌，而只要從改善局部的微循環入手，把風寒祛除，肌肉緊張度解除，細菌生存的環境一旦被破壞，病自然就好了。我在臨床上就是這麼治療的，效果非常好，症狀在一個小時之內就可以緩解，甚至完全消除，多數感冒兩三天就能好。為什麼現在有很多孩子只要天氣一降溫就著涼，著涼以後就要去輸液？一個冬天會反覆很多次，就是因為頸背部受了風寒以後，一直都沒有徹底祛除，稍一著涼，導致這種疾病的原因就會疊加。一到冬天，有的孩子幾乎每次都逃不掉感冒。這是我們的治療不當導致的，現在臨床上濫用抗生素的現象非常嚴重，它嚴重影響了很多孩子的體質，甚至會影響孩子的一生。

2011年7月份，衛生部下發過一個文件，就是限制抗生素的使用，我覺得特別有必要。

4 分科過細 ≠ 診斷與治療更精確

分科過細可能會越來越多地漏掉真正的致病因素。

把空間結構和時間結構全部囊括的診斷才是科學的。

可重複、可量化的醫學標準並不符合生命是不可重複的本質規律。

中醫的「辨證施治」更符合生命和疾病的規律。

應用得當,「頭疼醫腳」可能會是典型的系統論思想。

治病,要學會跳躍性思維、逆向性思維、整體性思維等,一個好的醫生不但能站在一個理論高度往下看,還要瞭解病人的生活方式和生活狀態。

托夫勒說,西方文明擅長拆零,以至於忘記了怎樣把這些零件重新裝在一起。

什麼時候都不能忘記:人是一個整體,只盯著局部治療對疾病有害無益。

前面講到了,儀器設備診斷的結果,只能作為參考不能作為依據。那麼怎麼才能使疾病的診斷更加精確呢?是不是分科越來越細,就能讓我們的診斷和對疾病的治療越來越準確、越來越精確呢?

我們先從一個案例說起。我們知道頭疼發熱是一種很普通、很常見的疾病，在臨床上每個醫生都會遇到。三國時期，有個家喻戶曉的名醫華佗，他是怎麼來治療這種病的呢？《三國志·魏書·方技傳》裏講了華佗治療頭痛的案例。當時有兩個人同時來找華佗看病，都是頭痛發熱，在《方技傳》裏面是這麼講的：

> 府吏兒尋、李延共止，俱頭痛身熱，所苦正同。佗曰：「尋當下之，延當發汗。」或難其異，佗曰：「尋內實，延外實，故治之宜殊。」即各與藥，明旦並起。

這段話說的就是當時有兩個小吏，一個叫兒尋，一個叫李延，他們同時找華佗來看病，症狀都是頭疼、發熱。華佗給他倆看完病以後，說兒尋應該用泄法的方法去治療，李延應該用發汗的辦法治療。他認為兒尋是內實，而李延是外實。雖然症狀相同，他卻用了不同的方法。第二天一早，兩人都好了。

這個案例能反映出這樣幾個問題：

首先，同樣是頭疼，它的原因不一定是一樣的，病根兒也不一定在頭上。外實和內實，都可以導致頭疼。

第二，看上去很相同的疾病，可能是由於完全不同的原因引起的。

第三，人體是一個完整的整體，我們如果是把它分割開來研究的話，就往往會誤診、誤治。看上去毫不相干的某些組織或器官，可能會相互影響，甚至會形成新的疾病原因。這一點很重

要，人體很多功能的完成，不僅僅是各個器官、各種組織正常就行了，還有一個很重要的原因是什麼呢？就是各個組織、各個器官之間的相互協調也要正常。如果兩個器官的功能相差太懸殊，一個過強、一個過弱，它們之間的相互協調就容易產生問題，這也是導致疾病的一個很重要的原因。

回頭再看剛才提出的那個疑問，分科過細是不是可以使我們對疾病的治療更精確？錯！分科細緻，確實能夠解決某些專科本身的問題，和不分科相比，可能更專業、更明確，但是也會由此衍生出很多其他的新問題。這個情況我在臨床上遇到的太多了，包括腰部的問題、耳朵的問題，以及眼睛、鼻子的問題，等等。比如說在臨床上，慢性鼻炎的人特別多，我們只針對鼻子去治療，有用嗎？很多人十幾年甚至幾十年都在受慢性鼻炎的困擾，只針對鼻子治療總治不好。我在門診上發現很多慢性鼻炎的病人，只要天氣一降溫馬上就會使症狀出現或加重，有的用藥給他噴一下馬上就緩解，不用藥鼻子就又堵上了。慢性鼻炎真的只是鼻子的問題嗎？肯定沒那麼簡單。它和中醫裏講的「肺」有密切關係，屬於肺經的範疇，也就是說，只要是各種因素影響到肺經這條經絡線都可以導致慢性鼻炎，其中風寒就是一個非常重要的因素。這說明什麼？不僅僅人體本身是一個整體，人和自然也是一個整體。所以說分科越來越細，只能導致臨床的思路越來越局限，會越來越多地漏掉致病的因素，最終只有一個結果，就是病總治不好。

2

分科過細還會錯過很多治癒疾病的機會，我在臨床上也遇到過類似的一些案例。例如，我曾經治療過一些耳聾的患者，其中

有三個病例我覺得在此提出來討論會很有意義。雖然都是耳聾，但這三個人的耳聾原因完全不一樣。

第一例當時就治好了，他是唐山人，36歲。來找我的時候，剛剛發病一個多禮拜，他患突發性耳聾有一年多了，一個禮拜內加重了。這個人經常酗酒，愛發脾氣。他發病時就是因為喝了一場酒，人很疲憊，加上突然發脾氣，就突然聽不見了。

另一個病人是個30歲的女老師，右耳突發性耳聾。這個病人平常身體特別弱，氣短，講一堂課就累得說不出話來了，經常全身疲乏，眼花，胸悶，頭暈，食欲也不好。

還有一個是19歲的學生，女性，突然右耳聽不見了，同時伴有頭疼、咳嗽、脖子僵硬、咽喉部脹疼、耳朵有堵塞感這樣一些症狀。

這三個病人雖然同樣是耳聾，但是三個人的體質與病因完全不同。第一個是肝腎陰虛，他的生活不規律，經常喝酒，脾氣大，導致肝陽上亢，他的突發性耳聾就是這樣造成的。這個病人，要靠滋陰潛陽，給他用針灸疏導，慢慢地就能聽到了。但是我告訴他，好了以後再也不能喝酒了。結果這個病人，在病好了一年多以後，又開始喝酒、發脾氣，又聽不見了。那個老師是什麼狀況呢？這個老師是非常典型的氣血虛，中氣不足，到達腦部和耳朵的血液循環就會很差、很弱。使用補中益氣湯加減以後，再給她針灸，一周時間，慢慢地她的聽力就逐漸恢復了。而那個19歲的學生呢？是由於風寒導致頸部肌肉緊張度增高，耳部的血液循環障礙，致使耳部充血。她的耳聾跟風寒有關，治療當天症狀就減輕了，兩三天以後就完全好了。

同樣的症狀，是不同的原因導致的，在治療上使用的方法

完全不同。第一個病人愛喝酒，明顯是肝陽上亢的病人，我們就要補益肝腎滋陰潛陽，讓他的氣血往下走。第二個剛好相反，要提升中氣。為什麼能這樣判斷？一個非常重要的前提就是任何時候都要把人看成一個整體，耳朵是在人這個整體裏面的。人和自然也是一個整體，人是生活在自然狀態下的。如果僅僅是就病治病，肯定是治不好的。

所以我認為分科過細，有它有利的一面，從更多的視角看，更有不利的一面。必須指出的是，不利的一面更大一些。現代科學有「老三論」和「新三論」，「老三論」中有一個「系統論」，它提出一個很正確的理論，認為「整體大於部分之和」。

怎麼理解這個觀念呢？舉個簡單的例子，例如我在這兒講話，我的手能做動作，如果沒有大腦的指揮，沒有肌肉和其他系統的參與，光靠手是完不成這個動作的。它必須是身體中多個器官多種組織共同協調才能完成。這就是整體和部分的關係問題。人體的所有功能，幾乎都需要多器官、多細胞的配合。我們一個團隊也一樣，比如今天如果我們錄節目，沒有導播不行，沒有攝像師不行，沒有燈光也不行，離了哪一個環節都會出問題。我們說人的大腦非常重要，問題是離開身體的大腦，還有用嗎？你就是拿它當足球踢都嫌沉重，是不是？再重要的器官，也必須在整體裏才能發揮作用。從這個意義上來講，分科過細特別容易導致我們在診治疾病時考慮不周全。

疾病的形成和疾病的診斷，也都符合這個規律。有很多的疾病，它是由多器官、多功能、多因素造成的。不是說我們一旦生病，病因就只是那些儀器能看得見、看得清、可量化的，甚至

可重複驗證的診斷才是客觀的。什麼是真正的科學診斷？就是能夠既把所有和我們的生命、疾病相關的因素都考慮在內，又把現在、過去和以後的發生、發展過程考慮在內，也就是把空間結構和時間結構全部囊括了，才能對疾病真正有一個客觀的認識，也才算是比較科學的診斷，這種診斷一定是宏觀的、動態的。

如今，我們迷信所謂的可重複、可量化的醫學，只是停留在一個簡單的、機械化的初級科學形態。如果我們站得更高一些，用系統論、資訊理論、結構論、控制論、突變論等現代科學新理論來審視目前我們研究疾病時所主要遵循的「還原論」模式，就會明顯感覺到它是比較幼稚的。例如我們常說的「可重複」，可重複很可能對於一些無生命的系統或簡單的系統進行研究時有一定的適應性，但在對生命與疾病研究中它仍然是科學的嗎？嚴格來說，它是很不科學的。為什麼？因為生命過程與疾病過程本身就是不可重複的。一個人從出生到死亡的過程，每一個環節都是不可重複的。就像古希臘哲學家赫拉克利特所說的：「一個人不可能兩次踏入同一條河流。」因為河在流動，時間在推移。疾病也一樣，檢查時看到的疾病，和治療中疾病的發展很可能是有出入的。那麼在疾病的發生、發展的過程當中，我們自始至終地用同一個治療方案或治療措施，怎麼能說是科學的呢？它顯然忽略了「人是動態的，疾病也是動態的」這個事實。

3

在對人體的整體與動態的研究上，中醫應該說是很科學的，它講究「辨證施治」，強調在疾病的不同階段採取不同的治療方法。有人可能會認為中醫這種難以捉摸的用藥有些不科學、不規

範、不能夠重複，這種認識是片面的，因為即便有些治療手段上不能夠重複，也不能認為這個不科學，因為它符合我們生命和疾病的運動規律。因為生命與疾病本身都是在運動變化的，這種變化隨著很多因素的改變而改變，這些因素包括人體的內環境，也包括外環境，還包括各種因素之間的相互協調相互影響，這些因素任何一項出現問題都會導致生命與疾病產生相應的變化，如果我們對這種變化無動於衷，仍然在用一種一成不變的單一藥物來進行治療，這反而是不符合人體與疾病的客觀規律的。換句話說，你在理論上、在實驗上看上去再完備，也是不客觀、不科學的。

中醫的系統化思想在對人體疾病的解讀與治療上也體現得很具體，這種系統化的思想早在《黃帝內經》裏就有了。例如像「肺主皮毛」、「脾主肌肉」、「腎主骨」在臨床上都能夠被治療效果所驗證，應該說是符合人體科學規律的。前幾年，廣告上到處都在說補鈣。我在臨床上看到一些老年朋友，他吃了很長時間的鈣片之後效果並不明顯，仍然腿疼，腰不舒服，骨質疏鬆不能得到根本改善。為什麼？因為這種治療沒弄明白導致骨質疏鬆的真正原因。中醫上講「腎主骨」，中醫認為人體腎功能的退化可以直接導致骨骼的變化；反過來，如果從補腎的角度來治的話，很多老年朋友的症狀治療時間不長就有效果了，隨著時間的延續，他的鈣代謝肯定會得到改善。

西醫在過去有一段時期，一直強調要給更年期婦女補鈣和維生素D以預防骨質疏鬆和骨折。2006年，《新英格蘭醫學雜誌》上公佈的一個經過20年統計得出的結論，結果顯示，補鈣和吃維生素D基本上解決不了骨質疏鬆和骨折的問題。也就是說，多年

來，我們做的都是些無用功。實際上就是沒有解決到底是什麼原因導致的骨骼退化問題，不僅僅是我們攝入的鈣不足，從鈣的代謝來看，我們攝入的量僅僅是鈣代謝的一個環節，鈣進入體內以後的代謝過程，還有更多的環節。我印象特別深的是在臨床上遇到過一個右膝關節疼的病人，當時有醫生一看X光片，說是那個地方骨質疏鬆，缺鈣，讓他吃鈣片。這個病人吃了一段時間症狀一點都沒有改變，來我門診看病，我當時就說，你吃鈣片沒有意義，如果你僅僅是因為鈣的攝入量不足的話，就不光是右膝關節缺鈣，其他的骨關節都應該缺，對吧？只要稍微思考一下，就能知道這樣的治療是有問題的，也就不會讓病人去吃鈣片，而應該去考慮是不是因為右膝關節本身的血液循環不好，產生了炎症？如果改善了那個地方的血液循環，他的鈣代謝不就正常了嗎？其實醫生都應該具備這種系統化的思想，如果光盯著某個局部，某種資料，某種現象，某個結果，而不考慮整體，不考慮原因，做出的治療往往是害多益少。

上個月，我門診上來了一個眼底黃斑的病人。三年來做的檢查結果顯示，他的症狀與體症都是遞進加重的。病人特別悲觀，說某專科醫院最權威的專家告訴他，他的病根本沒有辦法治，目前的醫學還解決不了這個問題，所以只能是遞進性地加重，最後的結果可能就是失明。我從整體上給他診斷了一下，發現他的肝腎脈都特別弱，代表肝腎很虛弱，而中醫理論認為「肝主目」，就是說，眼睛的視力與肝經是密切相關的。後來我就運用這個原理，用針灸和中藥給他治療。治到第七次的時候，他的眼睛就有明顯的好轉，而且，他原來的腰酸腿乏、睡眠不好、脾氣急躁、頭暈頭痛等症狀也都改善了，情緒也好了。原來的情緒不好是因

為什麼？是肝經的氣血不足導致的肝氣瘀滯，以致無法工作，可如今他的狀態就跟換了一個人似的。

　　大家看，在系統思想的指導下診斷和治療，跟在局限性的思路引導下的診斷和治療效果是完全不同的。如果分科越來越細的話，結果是眼科光看眼睛，骨科光看骨頭，耳科就光看耳朵，恐怕問題會很多，並且解決不了的疾病也會越來越多。

4

　　傳統中醫最能體現系統論思想的還有經絡學說。你看有胃病的，要從足陽明胃經（人體十二經脈之一，簡稱胃經）來取穴治療。我小時候胃很糟糕，後來我從醫了，才懂這個，就常常在足三裏穴這些地方給自己針灸一下，慢慢地胃就很好了。還有一個就是我們治療的思路問題，像「頭疼醫腳」。古代有一個名醫，叫李東垣，他的老師張元素也是名醫。當時老師頭疼，發作時眼睛呈青黃色，眩暈嚴重到話都懶得說。李東垣就用艾灸灸他的俠溪穴，這個穴位在腳趾部位，很快老師的頭疼就好了。類似這種「頭疼醫腳」的療法就是典型的系統論的思想。

　　這種看上去讓人感覺神奇的中醫治療案例在古代名醫的治療中有很多。清代有一個名醫叫張志聰，治過一個小便不出的浮腫病人，給他用的是一些解表的藥物，也就是祛肺經風寒的解表的藥，比如防風、紫蘇葉、杏仁這一類的。結果一吃，肺經的瘀滯一開，小便出來了，浮腫也消了。

　　可見，人是一個完整的整體，各個組織、各個器官之間是密切相關的，局部可以影響到整體，整體也可以影響到局部。有很多的疾病的產生，恰恰是由於整體出了問題。像我前面提到的

眼睛有病的病人，除了眼睛本身，更重要的是病人的整體氣血運行的問題。另外不能忽視的是，身體之外的因素也可以影響到我們的身體，例如風寒問題。除此之外，還有各個因素之間的相互協調，人身體的各個器官、各種組織之間的相互協調，也是我們診療疾病不能忽略的因素。從這個意義上來講，分科過細反而容易導致我們對疾病的誤診、誤治，或者漏診、漏治，如果治療不當，就變成新的疾病產生的原因了。所以我們在臨床上，一定要把人當成一個整體，通常在整體好了以後，局部也會得到相應的改善甚至痊癒。

人體局部的器官產生疾病或者某個細胞產生異常，體現了整體環境對我們個體或者局部產生的影響。這種現象在自然界當中體現的比較明顯，例如現在我們住在北京這兒感覺比較舒適，如果把你送到喜馬拉雅山的最高峰上去，缺氧、寒冷，你還會像現在這樣悠然自得嗎？那是不可能的。因為那裏缺氧、寒冷，大環境對我們身體特別不利。同樣，如果我們身體的大環境出了問題，居住在我們身體內的每一個組織和器官，是不是也會像我們在海拔很高的地方那麼不舒服呢？

我在臨床上治療過很多心臟病病人，有些屬於心肌缺血，如果我們僅僅注意到病人的心臟並且只對著心臟去治的話，會越治越難受；但如果給他補氣養血，甚至有的是給他補肝腎，心臟供血就得到改善了。還有的心臟病與受風寒之後影響到心臟內部的供血有關，針對這類的心臟問題，需要祛風寒。為什麼沒有針對心臟去治心臟反而好了呢？第一，局部和整體之間是相互影響的。第二，各個器官、組織之間是相互影響的。第三，人體整體的異常可以影響到部分。第四，自然因素如風寒也可以影響到我

們的身體及身體內的器官。所以，心臟的疾病，萬萬不可一個勁地就知道活血化瘀，血瘀只是結果。治療疾病的思路就得根據人體的整體情況辨證施治，不能只會直線性思維，要學會跳躍性思維、逆向性思維、整體性思維，學會站在一個高度往下看，還要學會體悟病人的生活方式和生活狀態，看看他的病是不是跟這些因素有關。

　　《第三次浪潮》的作者托夫勒講過一句話，給我留下很深的印象，他說：「在現代西方文明中，得到高度發展的技巧之一，就是拆零。」拆零是什麼？就是我前面說的「還原」，把大的問題分解成盡可能小的部分，把整體的人體分解成一個個小的零件來對待來處理。托夫勒還說：「我們擅長此計，以至於我們忘記了把這些零件重新裝在一起。」實際上，現代醫學也存在這個問題，分科越來越細，就忽略了整體。光盯著專科或人體零部件去研究，把人體是一個整體給忘了。也就是說，簡單的拆解我們都會了，但是怎麼來組裝我們反而給忘了。

　　所以，我們不能簡單地把人分解成組織、器官，然後再分解成細胞，然後再分解成基因、生物大分子⋯⋯越分越細，仍然解決不了現實的問題，尤其是解決不了疾病問題。

5

治病≠吃藥

有的病一旦找對了病因，不一定要靠藥物解決。

藥物的副作用所導致的後果，很多時候比疾病本身還可怕。

很多的疾病靠藥物是解決不了的，必須要從精神情緒方面去進行疏導。

生活方式病明顯表現為「三高三低」的特點：併發症高，致殘率高，死亡率高；知曉率低，治癒率低，控制率低。目前為止沒有特效藥，唯一的出路是改變生活方式。

很多時候，是我們養成的不良習慣殺害了我們自己。

每個人都有去醫院看病的經歷。到了醫院，醫生診病開藥，病人交錢買藥，已成慣例。當我們面對越來越多的藥物，無法解決的問題卻越來越多的時候，這種慣例是不是還適合當前治療疾病的模式呢？這是值得我們認真思考的問題。反過來，我們是不是應該反思一下，我們吃了那麼多的藥，為什麼有很多疾病，會變得越治越複雜了呢？治病真的必須要吃藥嗎？

1

還是先從一些最常見的病例說起。哈佛的研究人員曾經設計了一個模擬病例，然後分別向500個醫生諮詢診斷和治療的方案。這個病人胃痛，是銳痛，不是陣痛，進食以後就會緩解，經檢查，沒有胃潰瘍。研究人員於是諮詢了500個醫生，問他們接下來需要做哪一些檢查和治療。結果有三分之一以上的醫生，既不問病史，也不問原因，就給這個病人開了一些雷尼替丁或者是西咪替丁之類的藥。這樣的治療對不對呢？還是我前面提到的，我們必須根據病人的具體情況，才能知道病人是否需要服用這類藥。

這個病人的具體情況是：看病前他每天要服8片阿司匹林，喝5杯咖啡，抽兩盒煙，還嗜酒。這是他的日常生活中的一些細節。另外，還有一個問題很容易被醫生忽略，就是兩個月前，他的一個孩子死於車禍。我們回過頭來看他的病因，一個胃痛的病人有這麼多的不良嗜好。阿司匹林可以直接對胃腸造成損害，還有咖啡因、尼古丁、酒精等有害物質，對消化系統的刺激和危害都非常大。另外，情緒因素也可以導致胃腸功能的紊亂。當我們瞭解了這個病人的生活情況，就很容易做出診斷，這個病人的胃痛很可能是這些因素導致的。如果我們詳細地詢問病史，就應該考慮到所有可能導致消化系統的疾病產生的因素。如果我們知道病人的這些情況，首先要做的是讓病人改變一些會對消化系統造成損害的習慣。例如，阿司匹林能不能用別的藥代替或者停止服用？咖啡能不能減到每天一杯或者不喝？煙、酒能不能戒掉？在病人做到這些之後，再看他的症狀有沒有緩解。第二，兩個月

前，這個病人的孩子死於車禍，應該讓心理醫生給他做一些心理疏導或者想別的辦法讓他擺脫不良情緒的影響。我想任何一個有豐富臨床經驗的醫生，都會這麼處理。相反，如果這個病人的胃痛確實是由上述原因引起的，但是我們不針對這些病因採取措施進行干預，反而給他服藥，他的病肯定治不好。原因很簡單，導致他疾病產生的原因並沒有消除，光給他吃藥是沒有用的。

所以說，很多疾病不一定要靠藥物來解決。面對一個病人，當你把他的病因消除之後，他的很多症狀就會自動消失。如果我們不針對原因去治療，只是盲目地給病人服藥，結果不光病治不好，病人還要承擔藥物帶來的副作用。我們上網搜索，或者找有關資料看一下，作為常用藥，雷尼替丁的副作用就非常多，它對人體的很多器官都有可能造成損害，有些後果甚至遠遠大於胃痛本身，它本身就可以導致消化系統的疾病，比如慢性消化道穿孔，甚至肝壞死；還會導致泌尿系統的疾病，比如腎功能衰竭；對於造血系統，它可以抑制骨髓的造血機能；對於中樞神經系統，它可以導致癲癇病的發作；對於心血管系統，它甚至會導致心跳呼吸驟停；對內分泌系統的影響也很明顯。有時候藥物的副作用，會導致比病人原來的疾病還要嚴重的問題。從這個意義上來講，用藥一定要慎重，尤其是在沒弄清真正病因時更要慎重。不是說我們吃了某種藥，即使治不好病也不會有什麼不良後果，有時候藥物的副作用所導致的後果，比疾病本身還可怕。

2

另外，很多疾病並非靠吃藥就能解決。比如有些心理方面的問題，這在古代一些典籍裏面就有記載。像「杯弓蛇影」的故

事。《晉書·樂廣傳》記載，樂廣有位朋友，有一天去他家喝酒，牆上掛著一張弓，弓的影子映照到酒杯子裏，這個人看著像是酒杯中有一條蛇，喝完酒之後就總感覺喝下去的是一條蛇，於是就病倒了。最後樂廣告訴他，那是弓的影子，朋友久治不愈的毛病很快就好了。

明代有一本書，叫《名醫類案》，這是中國第一部關於中醫的全科醫學的病案記錄，書中也記載了一個類似的案例。有一個人去走親戚，結果酒喝多了，半夜起來口渴又找不著水，看到一個石槽裏有水，就喝了。第二天早上一看，石槽的水裏面有好多紅色的小蟲子，他馬上就感到胃裏不舒服，時間長了就得病了，老感覺到胃裏有好多東西堵著。後來他的親戚知道了事情的原委，就請一個叫吳球的名醫來給他看病。醫生知道原因以後，就給他用了一種瀉藥——巴豆，然後把一根小紅繩剪成小段，就像小蟲子一樣，把巴豆和這些紅繩段弄成藥丸，叫他喝下去。喝的時候就暗示他肚子裏有蟲子，藥能把這些蟲子殺死，結果他拉出了很多像蟲子一樣的小紅繩。醫生就告訴他，你肚子裏的小蟲子全被殺死了，這人的病一下子就好了。這其實就是一種心理治療。很多的疾病靠藥物是解決不了的，必須要從精神情緒方面進行疏導。

3

還有一些疾病，根本就沒有特效藥可治，像一些生活方式病。

隨著疾病譜的改變，生活方式疾病所占的比例越來越高。什麼是生活方式病？通俗地講，就是慢性非傳染性疾病。這一類疾病和社會因素、心理因素以及我們的生活方式密切相關。這些

疾病有什麼特點呢？簡單地說，有「三高三低」的特點。哪三高呢？併發症高，致殘率高，死亡率高。哪三低呢？知曉率低，你還不知道，它就發生了；治癒率低，治療的效果也差；控制率低。還有一點，它基本上都是終生性的疾病，而且病因、病情非常複雜，找不出任何單一的因素。生活方式病還會導致幾個後果，即生活品質很差，社會負擔、經濟負擔、家庭負擔加重。

2010年中國國家衛生部在《中國衛生統計年鑒》公佈了一些資料，即2009年城市居民死亡率構成（如圖5-1）。這些資料顯示，排名前四位的疾病，也就是惡性腫瘤、心臟病、腦血管病和呼吸系統疾病，已經占到了78.68%。這四種疾病都是生活方式病。這是全國大中型城市的平均比例，這個比例已經很高了。而北京市的這四種疾病導致的死亡率更高，已經達到了82.8%。這些疾病至今沒有特別有針對性的、非常有效的、能夠治癒的藥物。

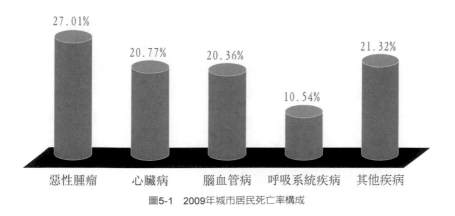

圖5-1　2009年城市居民死亡率構成

那麼，這些疾病致病的原因是什麼？像心臟病、腫瘤這一類的疾病，基本上是由不良的生活方式導致的，它與這些因素有關：

　　第一，我們不能忽略一個基礎因素，就是人的個體差異。我們體內哪個器官先天比較弱，就是導致身體出問題的基礎因素。

　　第二，身體之外的因素占的比例也非常大。首先就是不良習慣，比如我們運動少、飲食不節制、休息不好，有時候甚至是通宵達旦地工作，不休息。其次就是不良嗜好，例如酗酒、抽煙等。這些不良習慣和不良嗜好是導致身體素質下降、身體產生疾病的非常重要的因素。

　　第三，就是工作習慣問題。例如長期伏案工作，它可以導致一些疾病。總是盯著電腦看，就會視覺疲勞，腰椎部位、頸椎部位也都運動少，頸椎病就是伏案工作者的常見病。

　　另外，還有哪些因素會導致我們的生活方式病呢？自然環境因素。像溫度的變化，夏天總是對著空調吹，天氣降溫後不注意保暖，這些因素都會導致疾病的產生。

　　講到這裏，大家會發現一個問題，就是剛才說的這些原因裏面，其實很多是藥物根本解決不了的。比如我們的許多不良習慣，靠藥物能解決嗎？肯定解決不了。所以，這一類的疾病要想根治，一定要從改變不良習慣入手。正是這些不良習慣，慢慢導致了身體的功能失調，最終導致一些指標的改變。當內臟產生了問題以後，身體的自我調節機能就必然會出現問題，於是很多疾病就來了。像心血管病、腦血管病、糖尿病、高血壓、高血脂、肥胖症，等等。這些疾病的產生，都是我們的不良習慣和不良嗜好，以及對自然因素的漠視所造成的。這些因素的影響就像「溫

水煮青蛙」，你意識不到它對你身體逐漸加重式的影響與損害，等你意識到感覺到的時候，就已經到了一個危險的境地。

至於個體差異的問題我們怎麼解決呢？實際上解決起來也比較簡單。所謂的個體差異導致疾病的原因中很重要的一點，就是每個人的身體中存在的「短板」，人天生會有某個器官的先天虛弱，容易導致你後天產生一些疾病。一個生下來消化功能就弱的人，如果不注意，他的胃腸功能就容易出問題。生下來肝腎虛的人，如果平常不注意調整，和肝腎相關的一系列的器官和組織就會發生問題，比如骨骼容易退化、眼睛和耳朵容易出問題。和肝腎相關的還有血壓的問題，肝腎陰虛導致肝陽上亢，很多高血壓患者的發病機制從中醫學的角度來看就是這樣發病的。在治療的過程當中，我們瞭解了這個規律以後，可以針對他的體質來進行調節與培補，一旦他的自我調節功能建立起來後，血壓自然就會穩定。這也是我在臨床上透過一些成功的案例得出的一個經驗。反過來，我們如果不注意生活方式問題，不注意對個體「短板」的培補，只是針對症狀和指標做文章，肯定治不好。然而，問題是我們大部分醫生都是在針對現象、針對指標來治療疾病的，因此這也就導致了目前像高血壓、糖尿病等這類疾病的發病率仍然在逐年上升的重要原因。

4

其實預防疾病和治療疾病，是同一個層面上的問題。有一個最重要的前提，就是我們必須要找到導致疾病的原因。例如血壓高的病人、糖尿病病人，目前基本上都只是靠服藥來改善指標。至於是什麼原因導致的疾病，我們根本沒有認真去對待。有很多

人，還是在喝酒，還是在熬夜，還是不運動，天冷了，還是穿得那麼少……這些因素都是導致這些疾病的原因，如果不從根本上改變我們的這些不健康行為，光靠吃藥是解決不了問題的。就像我剛才講的那個模擬病案，單純用藥就意味著我們不光解決不了疾病，藥物的副作用反而會對我們的身體產生更嚴重的影響，甚至導致新的疾病。今年年初，我在臨床上還遇到過兩個這樣的病人，一個是下肢浮腫，還有一個是身上總有出血點。總有出血點的這個病人，我在給他排除了很多原因之後得出結論，出血點是吃阿司匹林引起的，我讓他把藥停了，結果不到半個月，出血點就消失了。下肢浮腫的病人則是吃一種能造成下肢腫脹作用的降壓藥導致的，最後我讓他去找給他開藥的醫生換了一種別的藥，也治好了。如果不找到原因，只針對症狀去盲目止血，去盲目消腫，勢必會治出別的毛病。

藥物導致的副作用是非常多的（如圖5-2）。像降血脂的藥，會導致肝臟的損害，所以醫生在給你開這個藥的時候，一

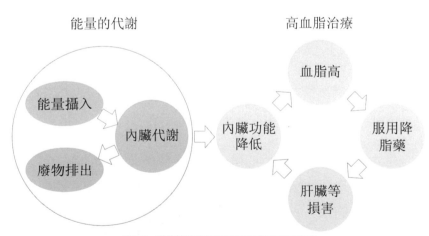

能量的代謝　　　　　　　　　　高血脂治療

圖5-2　藥物治療血脂代謝功能帶來的副作用

般要化驗一下肝功能。我們一定要瞭解，是什麼原因導致的血脂高？當然一個是不良的習慣，還有一個一定要弄明白，什麼因素能促進人的血脂代謝？是我們的內臟功能，一旦內臟功能下降到一定的程度以後，對血脂的分解代謝能力肯定會下降。如果我們把內臟功能提升，它對血脂的分解能力也就相應提升，我們血脂還會那麼高嗎？

所以說治病一定要治到根子上，如果僅僅針對症狀、現象、指標去應對，肯定解決不了根本問題。生活方式疾病一定要從改變生活方式開始，我們在臨床上遇到很多生活方式方面的疾病，比如肝臟的問題就和病人的酗酒直接相關。有這樣一個病例，病人因為轉氨酶高來找我，後來分析了一下，發現和他喝酒有關，我就告訴他不要再喝酒了。他戒酒以後，體質越來越好，肝功化驗指標完全正常了。如果光吃保肝的藥、解酒的藥，但是酒照喝，對肝臟的損害一直存在，肯定病是好不了的。

如今生活方式疾病讓全世界的醫學界都頭疼，很多國家的醫學專家和官員都意識到了這個問題。美國前衛生福利部長卡里諾就說：「是我們養成的不良習慣殺害了我們自己。」醫學專家阿・沃爾蘭也說：「我們不要注意疾病，我們要注意生活錯誤，因為生活錯誤改正了，疾病就會自動消除。」

現在我們在臨床上總是針對病去治療，醫生一般會告訴病人，你的血壓高、血糖高、血脂高，容易得心腦血管病，一定要長期服用某某藥，甚至讓病人終身服用。這種做法對不對？我認為不完全對。如果生活方式改變了，這些指標改善了，為什麼還要長期服藥呢？我一直認為服藥是第二位的，改變我們的不良生活方式才是第一位的。

還有些疾病，與工作習慣有關，例如頸椎病與我們坐辦公室的姿勢不當有關。有的人說，我們坐辦公室的沒法避免。怎麼沒法避免？如果我們把坐辦公室工作的姿勢調整好了，得頸椎病的原因就解除了。其實保持良好的坐姿對於預防頸椎病是十分必要也是十分重要的。我們可能需要用一個月、兩個月，甚至半年的時間，來強制自己保持一個良好的姿勢與習慣，一旦這個好習慣養成了，可以享用一輩子，絕對不會得頸椎、腰椎之類的病了。

　　另外，前面講了，這些疾病不是靠藥物就能解決的，還有一些方法不吃藥也能治病，這也是中醫的強項。例如針灸、推拿、導引術等，再加上特定的鍛鍊和運動，都是安全有效的。

中　篇

疾病根源

6 疾病是如何形成的

　　組成生命的任何因素、影響生命運動規律的因素以及各種因素之間相互影響都可以成為致病的原因。

　　生命從遠古進化到現在，身體一直按照「日出而作，日落而息」的自然節律來進行調節，一旦改變，病將產生。

　　運動量的減少是導致心肺疾病高發的重要原因。

　　情緒和肉體的關係，就像燈和光的關係，100瓦的燈泡無法發500瓦的光。

　　「用進廢退」是自然進化的法則。

　　一些有毒物質是我們主動攝取的，藥物的濫用會增加體內的毒素與導致內臟損害。

　　恆溫環境使我們的皮膚與生俱來的調節功能產生惰性。

　　人得病多數是因為生活習慣和生命規律之間產生了矛盾。

　　身體的健康，不僅取決於身體每個部分的正常，還取決於各個部分之間在運動過程當中的協調是否正常。

我們想知道疾病是如何形成的，以及生活方式的疾病現在越來越多的原因，首先必須知道哪些因素導致疾病，如此才能對疾病起到預防或者治療作用。

　　如果我們站在一個超出於醫學本身的高度來看身體與疾病，導致疾病的因素不外乎三大類。哪三大類呢？第一，就是組成生命的各種因素，都可以成為致病的因素。哪個地方出了問題，都可以導致疾病。第二，就是影響生命運動規律的所有因素，都可以導致疾病。第三，就是各種因素之間相互影響相互協調如果產生問題，也是導致疾病的一個原因。所有的致病因素基本上不可能超出這三大類（如圖6-1）。

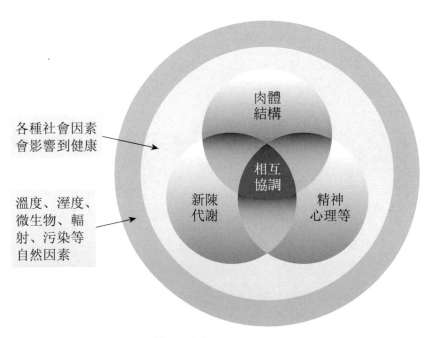

各種社會因素
會影響到健康

溫度、溼度、
微生物、輻
射、污染等
自然因素

肉體
結構

相互
協調

新陳
代謝

精神
心理等

圖6-1　疾病相關因素與防治

我們先看第一類，組成生命的各種因素是什麼。首先是肉體。如果肉體出了問題，它是肯定會導致疾病的。其次是情緒、精神或者心理。這方面如果有問題，也會導致疾病。第三，就是在運動過程中身體的一些變化，也容易產生疾病。第四就是營養代謝之類，這是身體本身的。

另外，影響生命運動的一些因素，包括工作、生活環境，以及各種社會因素、自然因素，這些因素都可以導致疾病的產生。例如，外界的天氣變化，天氣降溫就意味著很多人會受寒，因為有些人沒有意識到降溫會對身體造成不良的影響，受寒以後會導致身體的機能協調產生問題，疾病就產生了。所以，往往一降溫，就會引發很多感冒、關節疼痛及消化系統之類的疾病，其他的慢性病也會隨之加重，相關症狀就出來了。

那麼，這些因素為什麼會成為致病的原因呢？一個很重要的前提就是我們的行為違背了生命的本質規律，使得我們的生命結構和行為之間產生了矛盾，最終導致了生理運行規律的失常，疾病由此產生了。

1

我們的生命從遠古進化到現在，已經適應了「日出而作、日落而息」的生活規律。在電發明之前，我們基本上是遵循這個規律的。這就意味著，什麼時候哪些器官該工作了，什麼時候哪些器官該休息了，已經在我們的生命本質裏形成了一種規律。這個規律由我們的祖先透過進化遺傳給我們，我們的身體也是按照這種自然節律來進行調節的。人類發明電以後，晚上也可以當白天來用，就產生了一個問題，晚上本來該休息的，我們還在工作，

甚至還在娛樂。這就意味著，本來應該休息的器官，由於我們沒讓它休息而仍處於工作的狀態，它就要進行疲憊性的工作。也就是說，該休息的時候它還在工作，到它該工作的時候，效率就要降低。

　　我們身上的很多內分泌器官，如果該休息的時候不休息，就會產生問題，現在由身體內部器官導致的疾病越來越多。有些人經常抱怨，我晚上睡不著覺怎麼辦？我說你經常晚上不好好睡覺，突然一天晚上按時躺下，怎麼可能睡著？還有一點，大腦皮層主管興奮與抑制的神經中樞之間，是需要一個良性調節的。該興奮的時候它要興奮，該休息的時候它要休息，已經形成了一種節律，身體就是按照這個節律來運行的，就像一列火車似的，要靠慣性來推動它。當我們強制性地改變了這個節律，時間長了就會紊亂，你想休息休息不了，你想工作的時候，它則處在很疲憊的狀態（如圖6-2）。

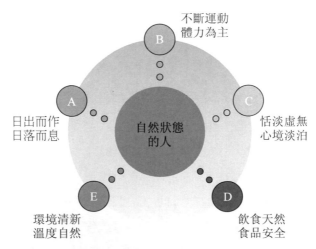

圖6-2　生命規律與自身行為之間的矛盾會成為致病原因

還有一個問題是，人類從遠古進化到現在，我們的身體已經適應了運動的規律。不用說太遠，就說50年以前吧，我們主要還是靠體力來運動的。那時大多數人的交通方式是走路，能騎上自行車的已經是很奢侈了。現在我們有了汽車以後，很多人根本就不走路了。其他方面也是一樣，上樓時有電梯，甚至連寫信都不需要，發個短信就OK了。以前過年過節都要互相串門，現在只要發幾個短信問候一下就行了。這意味著什麼？我們的運動系統如果不運動就要退化。不信你看，現代人的四肢，沒有幾個人有很發達的肌肉。用進廢退，這是自然進化的一個法則，運動量減少甚至不運動不光是運動系統退化，呼吸系統也要退化。因為我們在運動、奔跑、勞作的過程當中，肺活量是要增加的，它要供應運動所需的氧氣。一旦人不動了，肺活量就會減低。不僅是肺部功能，心臟功能也會退化。為什麼現在心腦血管病患者這麼多？因為心臟在人不運動的情況下，是一種勻速運動，如果我們突然奔跑，它的泵血用的力度應該是很強烈的，這種強烈的收縮和舒張會對心臟肌肉的造成擠壓，意味著它的任何死角都可以得到運動，有些雜質就不會滯留在裏面，而雜質沉積恰恰是導致心血管病的一個原因。所以說，運動量的減少也是導致心肺疾病高發的一個很重要的原因，包括高血壓、高血糖等疾病都跟運動量少有一定的關係。有個病人跟我說，他發現自己有一個規律，只要是運動量一多，血壓就正常；如果一個禮拜不活動，血壓馬上就高。這就是說明改變生活習慣後疾病會自然消失。

2

　　還有一個就是我們的心態。在當今資訊化的社會，信息量大

當然是好事，但同時也給我們的精神造成了壓力。各種資訊海量增加，使我們的情緒、心境和心態，變得相對的浮躁，我們的心靜不下來，身體始終繃著勁兒，以致不能把這些因素和我們的身體割裂開。

身體與心理的關係，是不能分割開來研究的，它們仍然是一個整體。我在一本書裏提到過一個觀念，現在我們治療一些情緒導致的疾病，尤其像抑鬱症之類的跟精神、心理相關的疾病的時候，不能光關注病人的心理狀態，還要關注他的體質結構。通俗地說，還要關注他的身體。因為一個人身體不好，會對他的情緒產生影響，一個身體充滿痛苦的人，怎麼能要求他的情緒愉悅呢？

《黃帝內經》說：「天有四時五行，以生長收藏，以生寒暑燥濕風。人有五藏（臟）化五氣，以生喜怒悲憂恐。」就是說，各種情緒是由各個內臟產生出來，情緒和肉體是不可能割裂的。情緒和肉體的關係，就像燈和光的關係。一只100瓦的燈泡，它只能發100瓦的光，我們要求它發500瓦的光，那是不現實的。一個體質很弱的人，你要求他精力充沛、情緒飽滿，這也是不可能的。目前，在臨床上治療有些被診斷為所謂的「抑鬱症」的時候，主要是從病人的精神與情緒方面入手來進行對症治療，結果很多病人不但治不好，又帶來新的問題。其實我們如果好好研究一下中醫，好好分析一下病人的整體情況，不要忽略了他的體質因素，往往會發現這類的病人體質都有各種各樣的問題。如果我們從他的體質上進行糾正與調節，只要他的體質改善了，情緒自然就會好轉。

3

　　再有一個就是我們的飲食。飲食的不規律和不安全，也是影響身體很重要的一個因素。我們周圍的空氣、食物中的一些有毒物質，有的可以直接避免的，但我想特別強調的是，其實有一些有毒物質是我們主動攝取的，如藥物的濫用會增加體內的毒素。再如生活條件好了，有很多人想更健康，更長壽，就會吃補品，吃了很多保健品、營養品，都沒補到點子上。有一個人家裏泡了很多帶補品的酒。有一天他找到我，想讓我給他提點建議，他說這麼多補的東西我不敢喝，一喝血壓就高，甚至流鼻血。我一看，全是一些大熱的藥物。所以進補要補到該補的地方，脾胃虛的人要以補脾胃為主，腎虛的人要以補腎為主。不能看別人吃什麼，你也吃什麼。還有就是如果你想補鈣或者補充維生素，如果你的消化系統的功能弱，吸收和微循環差，就是吃了這些東西，吸收的也很少。如果你把身體的各個機能調節好了以後，就算攝入得少，它也會吸收利用得很好。所以，我們與其從外界攝取很多東西，不如注重自身內臟的養護。因為增強我們內臟的功能，比你單純地外在攝取重要得多。

4

　　還有一個影響我們生命的因素就是環境，比如溫度的影響。古代社會的自然環境比較天然，而現在的環境對我們造成的不利影響很多，最典型的就是恆溫環境對我們的影響。什麼是恆溫環境？就是溫度始終處在一種相對恆定的狀態，夏天有空調，冬天有暖氣，這樣就使我們的皮膚調節功能產生惰性。皮膚是我們身

體最大的器官，也是特別重要的器官，但它的功能卻常常被我們忽略。其實在我們身體的溫度調節中，皮膚起了決定性的作用。為什麼天氣一降溫，有的人就要發燒？就是由於降溫以後我們不注意保暖而受到風寒的侵犯，皮膚就會產生收縮，與此相對應的身體的某些部位的皮膚空間會變得狹窄，散熱的管道便被阻斷或受到限制了，我們的內臟、細胞代謝所產生的熱量排不出去，由此導致體溫升高。其實在治療這類疾病的時候，用抗生素的意義不大，或者說用抗生素治療此類的發熱是錯誤的。最好的辦法是用中醫解表的方法，即使透過藥物的作用，使皮膚所受的寒邪排出體外，使得皮膚空間得以疏解開放，體溫很快就會恢復到正常範圍。

我剛才講了，這種恆定的溫度會使我們的皮膚調節代謝產生惰性，該收縮的時候不收縮，該舒張的時候舒張不開。在天然環境下，隨著一年四季溫度的變化，我們的皮膚會啟動調節功能。冷的時候皮膚會收縮，熱的時候皮膚會舒張，皮膚自身就像一個空調，它對我們身體的溫度進行調節；而恆溫導致的皮膚惰性是影響我們某些疾病產生的非常重要的根源，像有些與風寒相關的疾病，包括風濕病、強制性脊柱炎、關節炎、普通的感冒、空調病等，全跟受寒之後風寒無法排出體外，作用於人體不同部位有關。

在臨床上經常能遇到這類規律，每當天氣突然一降溫，總會有一大批人感冒，尤其是城市裏，因為城市裏的條件比較好，降溫的時候暖氣就來了，氣溫太熱的時候就有空調，這樣也一樣容易出問題。農村生長環境下的人，雖然沒有這樣好的條件，但對於溫度的調節能力相對好一些，一年四季在野外勞作的農民，不

太容易著涼。我在門診看病的時候，凡是那種常年坐辦公室的，我都會跟他強調：一定要注意別受風寒，別讓空調直接對著自己吹；在降溫的時候，該加衣服一定要加衣服。在農村就不存在這個問題，因為農民在野勞作時，隨著四季的變化他皮膚的調節能力也會進行相應的變化。我們做了一個疾病統計，突然降溫的時候，在農村生病的人不會很多，但是城裏一大批人就會受影響，這就是我所說的恆溫環境對我們的影響。優秀的醫生看病，一般都會注意病人的工作環境和生活環境。

5

還有一個要特別提醒大家注意的問題，就是有些特定的時間或者特定的地點對身體的影響。先說特定的地點，例如現在交通發達了，出去旅遊方便了，我有個朋友去年從南方到西藏去，回來以後一身病，他在當地看病時，沒有一個醫生考慮到氣候環境的改變而導致風寒問題。後來他到北京來找我，我分析了他近期的行程和生活狀態，就斷定他是在西藏受了寒，因為西藏的海拔特別高，他自己也說，在西藏雪山腳下凍得骨頭都疼。我對他說，你回來以後，是不是沒有針對風寒採取相應的治療措施？他說沒有。於是我根據這個病因給他用針灸和中藥的辦法治療，很快病就好了。

另外一個因素就是特定的時間。比如，現在南方有很多的疾病也在變化。古代南方氣候濕熱，得熱性病的人居多，但是現在有了空調，情況不同了。有一年，朋友邀我到珠海度假。當時天氣很熱，這個朋友感冒了，我就給他用了一些清熱解暑的藥，結果沒什麼效果。有一天我從外面回到房間，那麼熱的天，竟然感

覺凍得打顫，這才發現他屋裏的空調還不到20度。我一下子就明白了，他的感冒是風寒所致。後來我就給他用了治療風寒感冒的中藥，又給他針灸了一下，當天基本上就好了。

還有一個特定的時間是什麼？發病率最高的時間。就北京來說，有兩個時間段，第一個時間段就是供暖之前的半個月左右，另一個時間段是供暖停止之後的半個月到一個月。這時發病率是最高的，死亡率也最高。因為這個時候室內的溫度通常是最低的，尤其剛停暖氣的時候，而外面的溫度也還沒有升上來，室內的溫度往往比外面的溫度還要低。很多人如果不注意這個規律，往往會因此受寒，一受寒就會導致一系列的問題，諸如關節的疾病、頸椎的疾病、腰椎的疾病，甚至有一些內臟的疾病，全都產生了；像老年慢性支氣管炎、肺心病、心腦血管病等一系列的疾病，更是呈爆發性的趨勢。如果是停了暖氣後剛好碰上降溫，發病率就更高了。我在臨床上注意到一些現象，這些病人大多有一個習慣，就是出門的時候加衣服，一進家門就換拖鞋，把外衣脫下來掛在衣架上。這個習慣對不對？如果在平常是沒問題的。但如果是我剛才說的這兩個特定的時間肯定是不對的。大家想一想，你在外邊的時候是運動著的，運動中必然要產生熱量，血液循環也很快，回家後是坐著不動的，而這時家裏的溫度比外面還要低，本來熱量就少，溫度又低，你還把衣服脫了，當然更容易受寒。所以，我就經常囑咐我的病人，在這段時間，出門的時候不妨少穿點衣服，回家後加點衣服，如果想穿拖鞋至少要穿棉拖鞋。我為什麼要特別強調這些細節？因為這些細節特別重要，它往往是導致我們疾病產生的一些最關鍵的因素，我們找病因也要因人、因時、因地來找。

6

我們看下面這幅圖，這貌似是一個進化圖（如圖6-3）。大家看了以後，可能會覺得好笑，但我們笑過之後應該反思一下擺在我們面前的一個非常嚴峻的問題。這個問題是，我們人類目前的這種生活狀態，到底是在進化還是在退化？如果我們不改變現在的生活狀態，自動化程度越高，退化的進程就越快。我們不運動，運動系統會退化，呼吸系統、心血管系統、消化系統也會退化。我們仔細想一想，我們的這些系統是不是在退化？並且隨著電腦的普及，我們的大腦也遲早會退化，這是擺在我們面前的一個無法回避的問題。想想過去，即便我們到自由市場上去買菜，賣菜的商販會把幾種菜的價格與分量用腦算一下，一會就告訴你需要收你多少錢，現在呢？一種菜也得拿出計算器來算一下，因為大腦已經開始對運算加減乘除感覺很吃力了。

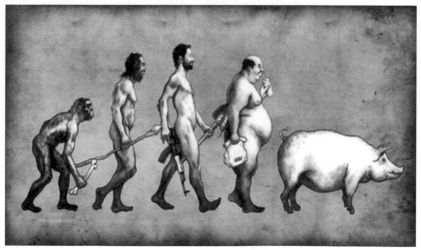

圖6-3　進化還是在退化？

除了運動因素及上面說的其他因素，我們的消化系統容易出毛病的重要原因，還跟我們的飲食結構有關。為什麼這麼說？從遺傳學角度來說，我們的祖先基本上來自農耕社會。農耕社會意味著要種地，吃的食物基本上以自己種植的為主，所以主要吃五穀雜糧。五穀雜糧基本上是天然植物，我們的消化系統已經適應了。但是這些年來，我們天天吃高蛋白、高脂肪的東西，如喝牛奶、吃生猛海鮮，我們的消化系統在短時間內能一下子適應嗎？能夠完成這個適應過程嗎？適應不了就意味著：第一，它會因為不堪重負而疲憊不堪。第二，我們對攝入的某些物質的代謝能力比較差，如果分解利用不了，就會作為毒素被我們的身體吸收，這些都會影響到我們的生命狀態及健康。

　　透過上面的分析，大家肯定能認識到，我們的生活習慣和生命規律之間產生了矛盾，很多疾病的形成都跟這個矛盾有關係。我們要盡可能地尊重生命規律，使它處在自然和諧的狀態，不要人為強制性地改變它。由此，我們也應該反思一個問題，我們不能夠簡單地把某些指標的改變、某些器官的變化作為疾病的原因。應該認識到，影響我們身體的所有因素都可能是致病的因素。

7

　　另外，各種相關聯的因素也是導致疾病的一個原因。我們的身體是由各個器官、各個系統、各種組織共同組成的。是不是只要各個部分都正常，我們就是一個健康的人了呢？不一定。我們身體的健康，不僅僅取決於身體每個部分的正常，還取決於各個部分之間在運動過程當中的協調的正常，而我們的運動過程、協

調過程、相互關係，又取決於我們要不斷地使身體處在一個良性的循環調節狀態。如果天天坐著不動，肯定會出問題。我們經常看一些體育比賽，大賽之前，雙方的運動員都要熱身，為的是使身體進入競技狀態，說白了就是進入協調狀態。如果天天處在個坐著不動的惰性狀態，身體怎麼可能健康？我們一旦遇到什麼事情，應急的時候就容易出問題了。比如我們要搬東西的時候突然腰扭了，吃飯時突然噎著了，或者遇到一個緊急事情，心臟因為應急比較差突然憋得或心慌得受不了。這是為什麼呢？這種應急狀態中體能的下降，與我們平常不鍛煉、不運動是有直接關係的。

總而言之，人體的各個部分之間的協調，人體的各個部分和整體之間的協調，以及我們的人體和社會、自然因素的協調，這些都是決定我們健康的非常重要的因素。

7 追根求源找病因

病因是有層次的，正確的找病因方法，就像一層層剝洋蔥一樣清晰明瞭。

許多生活中熟視無睹的細節，很可能是導致疾病最根本的原因。

病因的積累就如同「稻草效應」，最後那根壓垮強壯駱駝的稻草，往往是一些最不起眼的小事。

很多病因是不可量化的，甚至是無形的。

我們永遠都不可能消滅細菌和病毒，就像我們永遠都不可能把自己消滅，然後宣佈自己是勝利者一樣。

具體到臨床實踐當中，到底該如何去找病因呢？

1

上一章提到過，通常我們的治療所針對的是一些疾病檢查的結果，而不是真正的原因。有人肯定會說，檢查結果就是病因啊，像大葉性肺炎的病因，不就是肺炎雙球菌嗎？這不是病因，是什麼？誠然，肺炎雙球菌是大葉性肺炎的病因，但它並不是唯

一的病因，因為導致病因的因素是非常複雜的。我們知道，肺炎雙球菌是透過呼吸道傳播的，而在同一個環境中呼吸一樣空氣的人有很多，為什麼有人得了大葉性肺炎而更多的人沒有患該病呢？當然與個體差異有關，那麼個體差異中出現的體質的問題，不也是導致疾病的原因之一嗎？

類似的情況有很多，例如非典型性肺炎就是如此。在北京生活過的朋友都知道，「非典」流行的時候大家一提到它都「談非色變」。「非典」結束後，在北京因為「非典」死亡的有180人，最後做病例分析的時候發現，這些病人中有一種以上基礎疾病的就有132例，也就是說，絕大部分死於「非典」的病人是有基礎疾病的。那麼，我們可否這樣理解：這些病人是因為基礎疾病導致了免疫力的下降，因而就更容易感染細菌或病毒，最後才導致發病或死亡？其實在傳染病史上，這種例子是很多的。即便是在「非典」的時候，幾個人都坐在一個辦公室裏，感染「非典」病毒的機會應該是均等的，為什麼有的人就被感染，而有的人則稍微發點低燒就沒事了，還有的人什麼事兒也沒有發生？說到底還是個體差異問題。可見，在導致死亡的因素中，「非典」病毒僅僅是其中的原因之一或誘因之一，還有一些因素是身體本身的，所以我們不能簡單地把病因單一化，要時時關注其他的相關因素。

我在前面講過，我們在臨床上常常把疾病的結果當成原因，其實病因是有層次的。我經常跟我的學生講，作為一個醫生，一定要學會找病因。找病因的方法，就像剝洋蔥一樣，我們看到往往只是表層的結果，原因在裏面，當我們一層層地剝開去，剝到最後時，看到的往往什麼也沒有或是極細微的一些微不足道的東

西。例如，我曾遇到過一個頭疼的病人，頭疼了十多年，一直被醫生當成神經血管性頭疼來治，當然一直也沒有治好。到我這兒以後，我先給她檢查身體上跟頭疼相關的穴位，診斷她的脈象，然後詢問了一些問題。結果我發現她的頭疼跟頸椎有密切關係，我根據這個判斷對這個病人的頸椎進行了相應的治療，當時她就不疼了，非常高興地回去了。結果過了幾天又回來了，我根據原來治療的方法又給她治好，她又高高興興地回去了。這樣來來回回好幾次，我就有點奇怪了。當時我就想，頭疼是由頸椎病引起的，那麼頸椎病又是由哪些因素引起的？分析了很多原因，都沒發現問題。後來我就和她聊天，從她的生活習慣聊到工作習慣，發現她的工作、生活都很有規律。每天早晨起床、洗澡、吃早餐，然後去上班。我從她的回答的細節中提問了一個有可能導致頸椎部位生病的問題，問她：你早晨洗澡以後，頭髮吹乾了嗎？她說不吹，因為化妝師告訴她，頭髮吹乾會影響髮質，所以她每天都濕著頭髮去上班。我馬上就說，你頭疼的真正原因找著了！今天我給你治完了，從明天開始，你把頭髮吹乾了再去上班。結果從那以後，她的頭幾乎再也沒疼過。

為什麼頭髮不吹乾容易導致頭疼？原因特別簡單，洗頭以後，尤其是在天氣比較涼的時候，濕頭髮肯定會導致頭頸部的溫度降低，這會導致頸部肌肉緊張度增高，自然要壓迫這個地方的血管和神經，或者導致頸部二側肌肉緊張度不平衡而影響頸部生理彎曲。這都會成為導致頭疼的原因，也是導致頸椎出問題的原因。瞭解了這些細節，治病就變得輕而易舉。

有一次，我的學生在門診接診了一個突發性耳聾的病人，然後特別興奮地打電話給我說，老師，您說的那個方法太有用了！

他就是根據我說的方法給病人做出的判斷，發現是受涼導致的頸部肌肉緊張度增高，然後影響到耳部的血液循環。當時這個病人已經不抱什麼希望了，因為他去過一個三甲醫院，醫生說像他這種情況只能看運氣了，運氣好的話能治癒，運氣不好就沒得治了。沒想到我的學生跟他說，你這病肯定能治好。結果治了四次就好了。我的學生當時就寫了一個總結，他說，「剝洋蔥」的方法非常管用，是課本上學不到的。

由此可見，有些生活中的細節，恰恰是導致疾病最關鍵、最根本的原因。一旦瞭解了這些，治病不就變得很簡單嗎？治好病甚至不再是醫生的功勞，只要你肯改變一個生活細節，病就不治而愈了。

另外，治病的時候，我們的思路要有變化。2011年4月，從日本來了一個病人，是個年齡比較大的女士，她曾在日本一家比較有名的醫院接受過治療，診斷結果是腦梗塞，住院治療了半個月沒有效果。一半身子僵硬、麻木，踩到地上跟踩棉花一樣，左半邊的身子不聽使喚，做了各種檢查，腦血管方面也很難找出異常，但症狀與腦梗塞後一模一樣。我看了以後，就說，你一半身子不好使，肯定是對側中樞神經的供血有問題，是腦缺血引起的。那麼，再進一步分析，是什麼原因導致她腦部缺血呢？結果發現還是頸椎的問題，她左側頸部肌肉的緊張度特別高，甚至都有點牽拉頸椎，導致一個小關節輕微錯位。我說，你這個病應該能治好。我給她用了一點我自製的外用藥，來緩解肌肉的緊張度，改善頸部的血液循環，再扎上針灸，然後給她點按了一下局部的穴位和肌肉。我說，20分鐘以後，你下地走路就應該很輕鬆了。當時在在場的人都不敢相信我說的話，還有帶病人來的朋友

替我捏一把汗，怕因此而影響了我的聲譽形象。就連我的學生也不敢相信，當時旁邊的學生就問，老師，真有那麼快嗎？我說，只要找準了原因就不難了，一會兒你們可以觀察。結果20分鐘後她一下地，果然走起來就輕鬆多了。當時那個老人激動得眼淚都快流下來了，她不敢相信事情會這麼簡單。其實這就是個思路問題，具體來說，醫生絕不能被某些症狀或者現象牽著鼻子走，一定要掌控主動權，面對疾病時的思路要清晰。這也印證了我在我的專著中曾經提到的一句話：當今醫學最需要的並不是知識，而是思想。

2

另外要注意的是，病因和病因之間、病因和疾病之間，不一定是一對一的關係。它們之間的因果關係往往是複雜的、交叉的，而不是簡單的一對一，有些疾病甚至是長期累積而成的，這一點大家都能理解。但是很多急性疾病也是積累的，大家可能就不理解了。比如，我在臨床上曾遇到一個腦梗塞病人，當時在醫院治了一段時間效果不好，症狀緩解得很慢。後來有朋友帶著他來找我，我詳細地問了一下他的有關情況，並且給他做了初步的診查，告訴他，這是長期積累的問題，他是典型的「三高」（高血脂、高血糖、高血壓）體質。「三高」是由什麼導致的？是他的身體內臟結構導致的。首先，他平常肝腎陰虛特別明顯，虛到一定程度，會導致肝陽上亢，而中醫理論認為這也是很多高血壓病的病人發病的真正機理，這樣的體質，腦血管就容易出問題。第二，工作量大，長期疲憊不堪。人疲勞的時候，身體的自我調節能力就會下降。第三，在發病之前，剛好趕上天氣降溫，身

體又受寒。第四，情緒的波動。本來感冒沒好，結果又因為工作上的事生了氣，發了一次火，最後身體就出問題了。

很多時候病因的積累特別像「稻草效應」。你往一匹很強壯的駱駝身上放稻草，放一根沒事，十根沒事，一萬根也沒事，但是一旦達到極限，一根稻草就可以把牠壓垮，其實壓垮牠的不是最後一根稻草，是所有的稻草一起把這匹強壯的駱駝壓垮的。致命的疾病突發就是如此，絕對是諸多問題積累而導致的，而我們所注意的「最後那根稻草」不過是誘因罷了。所以，我們在疾病的預防過程中，一定要注意多種因素，而不是單一因素，尤其是像心腦血管病這樣的慢性生活方式病，即便是導致猝死的原因，也不僅僅是簡單的心腦血管的問題。問題有很多，例如濫用藥物，過度疲勞，心臟本身存在隱患，身體的內臟環境協調出現問題，情緒問題，等等。這一系列的問題累積疊加到一定程度，就會產生「稻草效應」。壓垮駱駝的最後一根稻草，只不過是個誘發點而已。所以，我們在針對一些慢性病的認識上，在治療和預防疾病的過程當中，一定要注意多重因素。如果你有高血壓，不要覺得天天光吃藥，把血壓控制好就能把心腦血管問題控制好，不出事，沒那麼簡單。

3

還有，病因有時候是不可量化的，甚至是無形的。現在臨床上有一個特別大的誤區，總想找一個能看得見、摸得著、可量化的東西作為病因，或者把看不見的一些導致疾病的因素置之不理，這對於真正的醫學而言都是很幼稚的做法。其實我們有時候找到的有形的所謂病因並非是真正的病因，很可能只是「替

罪羊」，把這個「替罪羊」當成導致這種疾病產生的根源，這是很幼稚的做法。例如我們在治療胃炎、胃潰瘍等疾病時，把幽門螺旋桿菌當成主要病因，並採取殺滅幽門螺旋桿菌的做法可能就是這方面的典型，相信很多人都有過這種經歷。大家去做幽門螺旋桿菌的檢測，如果結果呈陽性，很多醫生就會說你的胃病跟這個菌有關，因為這種理論告訴人們說幽門螺旋桿菌是導致胃潰瘍或者胃炎的元兇。實際上是這樣嗎？幽門螺旋桿菌為什麼在有的人胃裏能生存，在有的人胃裏就不能生存呢？我們可否這樣解讀這種現象：因為你的胃生病了，這種病態環境給這種細菌提供了一個合適的生存繁殖環境，它就能在此生存繁殖。所以，我們要弄清楚一個前提，到底是先有了螺旋桿菌才導致了潰瘍的產生，還是因為胃先出了問題，細菌才有可能在這兒繁殖呢？我們弄清楚其中的因果關係了嗎？從我的治療經驗來看，我在治療這一類疾病的時候，先考慮的不是細菌的因素，而是胃本身和它周圍的環境問題，以及這個病人的生活習慣、飲食規律，考慮到這些以後，再進行針對性的治療，潰瘍或者胃炎基本都能治好，而不是先去考慮幽門螺旋桿菌。

有人可能要問，那最後你殺死螺旋桿菌了嗎？我只能說，我治好了胃病才是最終的目的，為什麼非要以殺死幽門螺旋桿菌作為治療的目標呢？從另一個視角來看，我們體內有很多很多的細菌，它們和我們的身體是完全可以和平共處的。曾經有專家做過研究，我們的身體有大約10^{14}個細胞，而細菌、病毒等微生物的細胞數量居然有約10^{15}個；也就是說，細菌、病毒這些微生物的細胞數量可能是我們身體細胞的十倍，你想我們能殺滅完它們嗎？我在一本書裏說過一句話：我們永遠都不可能消滅細菌和病

毒，就像我們永遠都不可能把自己消滅，然後宣佈自己是勝利者一樣。也就是說，組成我們的生命體，實際上是我們人體本身的細胞和微生物的細胞共同生存的綜合體，或者說是一個超級生物體。嚴格來講，細菌和病毒不是我們的敵人，它和我們的身體共生共存。在人類生命尚未誕生的若干年前，細菌和病毒就存在於這個星球上了。

4

我之所以如此強調找病因，是因為如果我們找對了病因，就可以在治療上達到「不治之治」的療效。為什麼我說「不治之治」這四個字呢？其實，只要我們找到了原因，只要把病因解除，疾病自然就會消失，並不需要我們大動干戈。這種案例在臨床上其實是挺多的。2010年8月，我的門診上來了一個咳嗽的病人，他是從澳大利亞回國的，咳嗽在國外治了6個月，回國又治了兩個月，一直沒好。止咳藥、鎮靜藥、消炎藥都吃過，中藥也用過了，全不管用，最後到我這裏來了。我幫他找了很多原因，也都不對。我就和病人坐下來共同分析，最後集中到一個點上，我問他最近吃什麼藥？他說一直在吃一種叫「蒙諾」的降壓藥。我馬上就想到，蒙諾、卡托普利等這些降壓的藥物有一種共同的副作用就是會導致咳嗽。我說你把這個藥停掉，咳嗽自然會好。開始他不相信，結果他停藥三天，就一點兒都不咳嗽了。這不是「不治之治」嗎？後來他問，那我的血壓還有些高怎麼辦？我就開始根據他的體質來給他用中藥調節，一個禮拜以後，不吃降壓的西藥血壓也完全正常了。

如果找不到真正的原因，盲目地鎮咳、消炎是很危險的。

2005年，我遇到一個天津的病人，也是咳嗽，結果醫生給他吃消炎藥、輸液、用當時很前沿的廣譜抗生素，最後導致了腎炎。他當時不知道，光覺得腰疼，小便裏面有泡沫，還以為是著涼或者扭腰了，找人推拿也不管用，最後下肢都浮腫了，一化驗，小便蛋白高，還有紅細胞。病人非常害怕，在醫院治了一段時間沒好，最後找我治療。我給他針灸加吃中藥，調治了一年半才保住了他的腎臟！大家看，濫用藥物的後果有多嚴重！這個病人當初如果知道他的咳嗽是由卡托普利之類的藥引起的，只要換一下降壓的藥，就可以解決問題了。

所以，我們在針對疾病的時候，一定要考慮到方方面面的因素，除了考慮疾病本身，還要考慮到病人的生活、工作、情緒，甚至要考慮到他的飲食、用藥、嗜好、氣候和環境的改變，千萬不能把病因簡單地形態化，只關注看得見、摸得著的因素。

我在給學生講課的時候經常說，我們在臨床上對待疾病與病因的因果關係時，很多時候就像「拉郎配」一樣，一對男女，人家兩人本來沒有相愛的意思，你硬要叫他們扯在一起過日子。在臨床上這種事太多。其實，這完全是人為給出的因果關係。如一有腰痛，就透過X光或CT的檢查結果來證實是骨質增生、椎間盤突出引起的。就連一些最常見的疾病，也在用這種思路看病，也在遵循這種邏輯。如很多因為受寒引起的感冒頭疼鼻塞等，硬要說成這是由病毒引起的。還有我前面曾經提到的那個被診斷為腦萎縮的病人，醫生硬說頭疼是腦萎縮引起的。其實這些不是疾病本身的因果關係，而是我們人為導致的錯誤，是由於我們對醫學本身、疾病發病規律、生命運行規律本身的理解存在缺陷甚至錯誤而導致的一種錯誤的因果關係。

5

　　特別要提醒大家注意的是，找病因不光是醫生的事，更是病人自己的事。例如有些病因屬於隱私，但往往是導致疾病的非常重要的原因，醫生和病人要共同去找原因，就顯得特別重要。有的細節和隱私只有病人自己知道，他一定要信任醫生才會告訴他。像我剛才說的兩個病人，一個是咳嗽，一個是頭疼，必須要跟病人交流以後才知道真正病因是什麼。現在的臨床情況不是這樣，因為醫生沒有那麼多時間來和病人進行充分交流。尤其是在一些大醫院，醫生的工作量都非常大。最多的時候，像我一個上午就看過60多個病人，哪有那麼多時間來詳細詢問每一個病人太多的時間呢？所以我提醒每一位患者朋友，在找病因的時候，一定要把你能想到的問題，或者你認為可能的原因儘量告訴醫生，這樣或許可以避免誤診、漏診的可能性。

　　但令人遺憾的是，因為醫療的理念，醫學理論及人們對疾病認識的諸多因素，致使無論從醫生還是從病人都很難認識真正的病因是什麼，哪怕這個病因天天在病人身上重複，也並不知道這就是病因。有一次，我的一個學生告訴我，他給一個病人治頭疼，當時治完症狀就消失了，可是第二天早晨病人又來了，說頭疼又發作了，是不是治療得不對呀？學生也感到納悶，後來他就按照我說的那個辦法，詳細詢問這個病人的生活習慣，問他這一天都幹了些什麼，最後發現一個細節，這個病人有個習慣，睡覺的時候要開著電視，側躺著歪著頭看。一下子原因就找到了，躺著看電視特別容易導致頸椎肌肉的緊張。我的學生就告訴他這個頭痛與看電視的姿勢不當有關，你想頭痛好就得改變這個不良習

慣。後來他就指導這個病人從改變習慣開始調理，病人的頭疼病好了，頸椎也好了。可見，一旦找對了病因，真的能做到「不治之治」。比如說那個咳嗽的病人，當時醫生甚至懷疑他是肺癌，做了無數次檢查，搞得很複雜，都沒有用，一旦找對了病因，所有的問題都簡化了，醫生的疑慮和病人的緊張都消除了。後來我跟這個病人開玩笑說，你這是因禍得福，不光咳嗽好了，連高血壓也透過中醫治好了。

很多我們看上去比較複雜的疾病，一旦找對了原因和規律，在治療和診斷的時候就變得非常容易，有些疾病甚至可以達到「不治之治」，只要改變一下我們的某些生活習慣或者不良嗜好，慢慢地就能自然痊癒。

8 風寒乃百病之首

任何一個生命，再偉大，也不過是自然之樹上的一片葉子而已。

我們的外環境可以影響到我們的身體，影響到我們的器官，影響到我們的疾病，也會影響到對疾病的治療。

《黃帝內經》：風寒客於人，使人毫毛畢直，皮膚閉而為熱。

中醫理論中，外感的因素，「風、寒、暑、濕、燥、火」被稱為「六淫」，而其中風寒為「百病之長」，它導致疾病的幾率比其他因素要大。

上一章講了，看病的關鍵是找病因。強直性脊柱炎這一類的疾病一直被當成「不死的癌症」，到底是這個病本身就很嚴重，還是我們對這個病的認識存在某些缺陷呢？應該怎樣認識和治療這一類的「疑」「難」疾病呢？當然，類似的病還有許多，如風濕、類風濕等，在這裏不過是以此為例來解讀這類疾病及尋找解決它們的辦法。

1

　　首先，我們在診治疾病的過程當中要明白一個前提，就是人是自然的產物。任何一個生命，即使再偉大，也不過是自然之樹上的一片葉子而已，每個人都離不開自然環境而存在。有人可能會說，怎麼離不開？楊利偉不就上了太空了嗎？人類不是有太空空間站嗎？是的。但你不能忽略一個前提，空間站也是模擬地球的環境設立的，它也得有氧氣、水、食物。空間站就是為了和外太空的環境隔離開，宇航服內模擬的也是地球的自然生態，只有這樣人才能生存。人永遠都離不開自然環境，因此，自然環境也必然會影響人。

　　同時我們還要明白疾病、病原體、器官組織和人之間的關係。我們不能把人類和自然界割裂開，它是一個完整的系統，自然界是一切生命存在的基礎。而病原體、疾病、器官組織與人體之間的關係是怎樣的呢？當然它們之間也有一個因果關係，大環境與小個體的關係。病原體是在我們有了疾病的組織或者器官上產生的，我們產生疾病的組織和器官，是存在於我們的身體當中的，而我們的身體又是在自然環境當中存在的，這就是它們之間的關係。也就是說，我們不要忽略了外環境可以影響到我們的身體，影響到我們的器官，影響到我們的疾病，也會影響到我們身體記憶體的一些因素。認識清楚了這個關係，對疾病的診斷和治療是很有意義的。

　　那麼，自然環境中的哪些因素能對我們的身體產生影響？又是如何影響的呢？對我們身體影響最大的，就是能直接被我們感覺到的兩個因素，一個是溫度，一個是濕度。濕度就是空氣當中

水分的含量，溫度就是我們生活外環境冷熱的程度。那麼它們是如何對我們的身體產生作用的呢？

2

　　首先，我們看看中醫是怎麼認識的。在中醫理論中，疾病原因一般被分成三大類，一個是內因，一個是外因，一個是所謂的「不內不外因」。內因是指我們身體本身的內在問題，例如我們的情緒、心理，我們的器官、組織結構等。外因是什麼呢？它往往是指這些外感的因素，主要是「風、寒、暑、濕、燥、火」這六種自然因素，被稱為「六淫」。那麼「不內不外因」呢？比如蚊蟲叮咬、外傷、一些有毒物質對人體的侵蝕等。那麼，我們上面說的和自然因素相關的是哪種因素？就是中醫裏經常提到的「六淫」，即「風、寒、暑、濕、燥、火」，它們是導致疾病最常見的因素。在這「六淫」裏面，風寒又是「百病之長」，它導致疾病的幾率比其他因素要多一些。

　　在常態下，這六種因素對人體的影響是不一樣的。「風」可以影響我們身體的溫度和濕度，像風一吹，空氣的流動就可以帶走我們的體溫，同時身體的水分蒸發也會加快。「寒」可以透過低溫的刺激，導致我們肌肉和血管的收縮，進一步影響到我們體內的微循環和代謝。「暑」可以使血管擴張，使多餘的水分、體液向外散耗，就像我們夏天出汗過多，會導致電解質的紊亂和體內的脫水一樣。「燥」可以使我們體內的水分丟失過多，人們通常講「秋燥」是有道理的，我們能感覺到一般到了秋天以後，秋高氣爽，在自然界的空氣變乾燥的同時，我們的皮膚也乾燥了，這個「燥」就是由於空氣中的水分過少導致的。「燥」同時

也可以導致我們體內的水分流失過多，因為人體存在內外濕度的平衡問題，如果外界濕度過低，我們體內的水分就會散發過快；反過來，如果外界的濕度比較大，我們體內的水分就不容易散發，這樣就容易導致濕氣存在體內，這就是「濕」。「火」亦可以泛稱為「熱」，「火」有內外之分，外因的「火」一般直接侵襲人體，「內火」通常是臟腑、陰陽氣血失調，體內陽氣亢盛而成。另外，感受風、寒、暑、濕、燥，在一定條件下皆可轉化成「火」，這就是「五氣之火」。從上面的分析可以看出，這些看上去和生命關係不大的自然現象，恰恰是容易導致人體生理功能紊亂的基本因素。我們在診斷與治療疾病的過程中，如果把這些基本因素丟掉，怎麼能治好相關的疾病呢？

如果我們從這個意義上來理解某些疾病，用中醫理論的「六淫」治病應該是很科學的。關於這一點，我在臨床上深有體會，確實有很多的疾病都跟這些因素有關。只要根據這些因素來進行調節，很多病很容易治好，尤其是一些跟風寒相關的疾病，我們用中醫的一些常見的辦法，例如「辛溫解表法」，很快就治好了。正常情況下，人體對這六種自然因素能夠調節、適應。但是通常在以下兩種情況發生時，我們的身體就要出問題了。哪兩種情況呢？第一種情況就是我們的身體素質下降，會導致我們對外界自然環境的適應能力降低。同樣的氣候條件，有的人就特別怕冷，要穿很多衣服，有一點點風寒他就受不了，而身體素質好的人就沒事，即使穿著背心也不覺得冷。這就是內因出了問題。第二種情況就是外因。如果風寒過度，溫度降得特別厲害或者風特別大，也會導致疾病。例如我們到海拔很高的地方去，或者溫度特別低的地方，如果不注意防寒，肯定會因此而生病。

一旦認識到了這些，對由此引起的很多疾病，就有辦法應對了。例如中醫理論認為，「寒」可以使我們的氣血運行變得遲緩，它把這種特徵描述為「寒性凝滯，寒主收引」，「寒性凝滯」是什麼意思？打個比方，就像以前的汽車，原來的那種老式的解放牌汽車，在冬天的時候，機油由於受低溫的影響，就容易處於「凝滯」狀態，要拿火加熱一下才能發動。現在的汽車高級了，不存在這個問題。我們的血液也是如此，血遇寒則凝。那「寒主收引」是什麼意思？就是身體一旦受寒，肌肉和皮膚的緊張度就會增高，就會收縮，就會對血管和神經造成壓迫；「收引」就是收縮、牽引，收縮是空間狹窄，牽引是緊張度增高，這從物理學的視角來看，也是很科學的。如果風與寒同時作用於我們的身體時，表現得就更加突出了。空氣流動可以帶走熱量與體液，如果溫度再降得很低，同時風又比較大，人的皮膚溫度就要比沒有風的時候更低，感覺就會更嚴重。這就是風寒能導致很多疾病的一個非常重要的原因。

　　在《黃帝內經・素問》的「玉機真藏（臟）論」中，有這樣的說法：「風寒客於人，使人毫毛畢直，皮膚閉而為熱。」這裏講得就非常科學。大家想一想，人受寒以後，汗毛都是豎起來的，汗毛豎起來就意味著皮膚肌肉是收縮的，皮膚與肌肉一收縮，它的空間便會變得閉塞。正常情況下皮膚的空間是很廣泛的，內臟細胞代謝所產生的熱量要透過皮膚向外散發，如果這個時候因為受寒導致皮膚收縮，空間變得狹窄的話，意味著內熱散不出去，就會使內熱積累於體內而致病，所以「皮膚閉而為熱」。

　　說到這兒，我提醒大家要特別注意一個現象。目前我們在治

療普通感冒的時候存在一個問題，一旦有人感冒了，嗓子上火，很多醫生就會給你開清熱解毒的藥，像雙黃連、牛黃解毒片、黃連上清丸之類的。這些都是涼性甚至是寒性的藥物，吃了之後當時嗓子是舒服了，可是看了上面剛才講的這個原理，大家還會認為是對的嗎？實際上這種治療是有缺陷的。正確的方法是，首先要解除引起「風寒客於人，使人毫毛畢直」的原因，也就是說，一旦把風寒解除了，皮膚就能舒張，身體內部的熱量透過皮膚的空間散發出去，內熱自然就沒了，火也就降下去了，炎症也會消除。這就是中醫最基本、最常見的「辛溫解表法」。在《傷寒論》一書中，這方面的藥方比較多，比如「麻黃湯」、「葛根湯」都是解表的，體表皮膚與肌肉的空間一舒張，身體一發汗，這種風寒就去掉了，皮膚閉鎖的原因被解除了，內熱不就沒了嗎？相反，如果單純清熱解毒的話，內熱雖然能得到暫時性的緩解，但是皮膚閉鎖這個原因沒解決，新的內熱會繼續產生，因為你內臟細胞不可能不代謝。

很多人說中藥沒有副作用，這種認識是錯誤的。如果辨證得不對，用藥不合理的話，一樣會產生副作用。所以，一定要認清發病的機理。其實在幾千年前的《黃帝內經》裏面已經說得非常具體、也非常科學，問題是我們能不能把它讀懂或者解讀透，能不能在臨床上結合現代化的思路來實施，這才是最關鍵的。很多人總在說中醫不科學，在我看來，它對人體發病機制的認識，比現在有些教科書上說得科學，它把受寒以後在臨床上表現出的一系列症狀說得很生動很全面。但是如果治療不得當，就會連一個普通感冒也治不好，或者導致病人感冒的反覆發作，我們周圍就有很多這樣的病人。甚至連有的醫生都會告訴病人，你感冒了，

吃藥是七天好，不吃藥是一星期好。意思是吃不吃藥都一樣。
甚至有的醫生一看病人有炎症了，還要給病人用抗生素，結果病
沒有治好，抗生素的副作用卻作用在病人的身上了。為什麼會這
樣？這不是疾病本身的問題，而是對疾病的認識問題，也是治療
方式的問題。如果認識對了，治療對了，這個疾病就不會反反覆
複地總是發作。

　　這是在顯微鏡底下被放大的皮膚的照片，皮膚正在滲出汗
液（如圖8-1）。透過這個照片我們能發現什麼呢？人的汗毛和
汗腺，以及其他的一些部位，到處充滿了空間，上皮組織也是。
那麼，這個空間是幹什麼用的？它是身體內外環境交流的通道。
我給學生講課的時候，講到皮膚，我一般從生命空間論的角度來
說，皮膚就是身體的空調。當外界溫度高的時候，就把空間開大
一點，散發熱量就可以快一點；如果是外界溫度低得厲害了，就
要把空間閉鎖一點，它散發熱量就少一些。

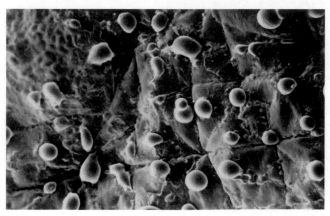

圖8-1　通過皮膚空間滲透出的汗液

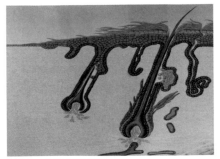

圖8-2 人體毛髮顯微照片

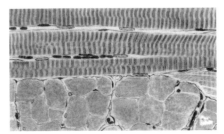

圖8-3 骨骼肌

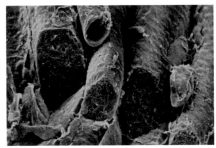

圖8-4 放大的肌肉照片

再來看，這是一個放大了的毛髮的照片（如圖8-2），它的空間就更廣泛了。身體的一些微觀的組織越放大，它的空間就越廣泛。這是骨骼肌的照片（如圖8-3），我們把這個肌肉取一部分再放大的話就是這樣（如圖8-4）。那麼我們會看到，在肌纖維和肌纖維之間，還有一些小的血管。

我給大家看這些圖片，就是想讓大家認識到兩個問題：第一，身體的皮膚、肌肉組織處處充滿了空間，血管和神經都是在這個空間裏面穿行。我們不能把它當作一個實體來看待，後面我還要詳細地講 這個問題。第二，空間會受到溫度的影響。那麼一旦降溫以後，肌肉一收縮，空間就會變得狹窄，狹窄以後意味著血管、神經等都會受到壓迫，一系列的機制都會改變，這是宏觀上的。

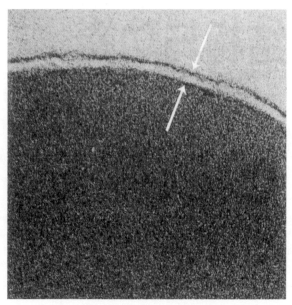

圖8-5　紅細胞膜的三片層外觀

　　微觀方面的也一樣。這是一個細胞在電子顯微鏡下被放大的細胞膜（如圖8-5），兩個箭頭指的是細胞膜的內外層。如果我們把這個細胞膜繼續放大，觀察它在不同溫度下的變化，會有什麼樣的結果呢？左邊是正常溫度下的細胞膜，右邊是降低溫度以後的細胞膜（如圖8-6）。結果會發現一個什麼問題？左邊的細胞膜，它的三層結構的空間是很廣泛的，細胞膜是一個細胞進行內外物質交換的通道，它的空間廣泛就意味著物質內外交換的管道是暢通無阻的，這是細胞代謝正常重要的前提條件。但是降溫以後，我們會看到，右邊的細胞膜全部閉塞了，在顯微鏡下我們會看到一個晶狀凝膠樣的結構，內外物質交換的通道被隔斷了，細胞在寒冷的條件下，代謝會變得異常，甚至會發生突變。所以說，在臨床上有很多疾病甚至包括腫瘤大都跟寒涼有關的。我

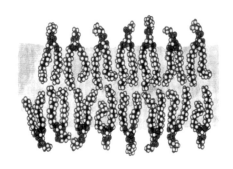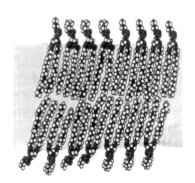

圖8-6　溫度變化對細胞膜通透性的改變

左側：溫度正常時，脂分子和其疏水尾部能夠在特定方向上自由運動。細胞膜空間正
　　　常，物質出入正常。
右側：降低溫度後，分運動受限，脂雙層成為晶狀凝膠。細胞膜空間狹窄，物質出入受
　　　限，細胞代謝受到影響。

曾經看過一個專治腫瘤的老專家寫的一本專著中提到過的一個觀
點，他說，從寒熱辨證的角度來看腫瘤的發病，80%以上的腫瘤
患者是寒性體質，或者這些患者中很多腫瘤患者都是由於寒導致
的。因此，我們再看看現代的臨床，在治療這類疾病時，一味地
進行清熱解毒，或只是針對腫瘤細胞用一些寒涼的藥物來抑制它
生長，這類的治療方法，到了需要我們反思一下的時候了。

3

　　對自然因素的漠視，使得目前的醫學模式和醫學理論存在重
大的缺陷。最典型的就是像強直性脊柱炎等「風濕病」的診治的
問題。
　　2010年9月，中華風濕病學會公佈了一些數字，中國目前強
直性脊柱炎患者有390多萬。2011年初，出了一本叫《凱利風濕

病學》的書，在風濕病學領域裏算是一部比較權威的著作，作者有180多人，全是世界上一流的風濕病學專家。我當時看過這本書的一個宣傳資料，說是它在風濕病的認識和治療方面有些重大突破，就很興奮地買下這套書。結果卻很失望，因為我發現它在認識理論上根本就沒有什麼重大突破，只不過在治療的藥物種類上有了一些改進，用的無非還是這幾類的藥：第一類是解熱鎮痛的，第二類是激素，第三類是免疫抑制劑……實際治療上沒有任何實質性的進展。最後還說了一句話，這一類的疾病目前還是沒有特效的治療辦法。所以說，西醫對強直性脊柱炎等疾病的認識，目前還是原因不明，它對病因的認識，仍然停留在假說的層面，認為可能跟下述這些因素有關：第一是遺傳，第二是感染，第三是自身免疫，第四是慢性的炎症，第五是創傷，還有內分泌、代謝，等等。

那麼中醫是怎麼認識的呢？中醫是從人體正氣的虛實與外界致病因素的侵入這兩個方面來認識風濕病的。說得通俗一些，就是作為病人內因的腎氣等越來越虛弱之後，再受到風寒等致病因素的侵入就會導致風濕病的產生。它的病因、機理基本上就是這樣的。強直性脊柱炎為什麼會疼痛？當然是因為神經受到了壓迫才會出現疼痛症狀；為什麼神經會受到壓迫？會受到哪些因素的壓迫？由於肌肉緊張度增高，它會牽引脊椎，導致脊椎的生理彎曲發生變化，然後由於對血管造成壓迫，對骨骼和周圍的肌肉造成一些代謝性的障礙，時間長了之後，由於缺乏營養，骨骼會變形，肌肉也會變得萎縮、纖維化及硬化等。這樣看來，我們目前治療的方法顯然是錯誤的，例如我們用激素來治療，激素本身就可以導致骨質疏鬆，用能夠導致骨骼系統出問題的藥物來治療骨

骼系統的疾病，怎麼可能把這樣的疾病治好呢？我跟學生講這個疾病的時候就說，這種療法無異於飲鴆止渴，反而會加重對骨骼的損害，加快它的退化。濫用激素的後果還遠不止這些，它很容易導致體內內分泌方面的新的問題產生。再如，用免疫抑制劑進行治療也是非常錯誤的，因為它總在干擾身體的免疫系統。本來免疫系統異常的問題是其他原因作用的結果，而我們把它當成一個病因來治，結果必然是越治越複雜，病人越來越虛弱，體質越來越差。

　　所以，我們在治療這些疾病的時候，一定不能就病論病，也不能僅僅根據一些症狀論病或根據一些化驗指標來論病。按照中醫理論來說，第一，我們在治療時要解除這種風寒的作用，例如用一些藥物使風寒祛除體外，還要讓病人避免風寒，否則，一邊治療，一邊受寒，等於是一邊治療一邊致病。第二，給病人培補虛弱的器官如補腎，來調補他的身體，達到對身體機能的有效調節。第三，讓病人要多運動，這一點特別重要，因為運動系統的功能，最終要透過運動來修復。針對這類的疾病，僅僅光靠藥物是不夠的，我在臨床上一般採取多種方法、多個角度的「立體式」的治療。因為這類的病人本來體質就很弱，很多內服的藥物副作用比較多，容易對內臟的一些重要器官造成副作用。所以除內服藥物之外，再加上一些安全可靠的治療方法例如針灸、推拿等，它可以對運動體能的疾病起到很好的作用。另外，一些祛風濕的藥物，如果擔心它對內臟的損傷作用過大，可以用外敷藥物來治療，我在臨床上應用的效果就非常好。還有一點是容易被我們醫生與病人忽略的，就是病人的心理問題，當這類的病人知道自己得的是強直性脊柱炎之類的疾病之後，聽有的醫生一

說，這類的疾病目前沒有好的根治方法，很多病人越治越重最後會殘疾，因此病人就會造成一種對疾病的恐懼與對自己前途的絕望，這種狀態對治療疾病極為不利。鼓勵病人的自信心也是很重要的，這種病不是治不好，只要我們對這種疾病認識正確了，治療方法正確了，怎麼會治不好呢？在鼓勵病人的同時，也要讓他做好心理準備，這個病不是一天兩天能治好的，因為它是個慢性病。一旦肌肉與骨骼等發生明顯的器質性變化，它的修復需要漫長的過程。

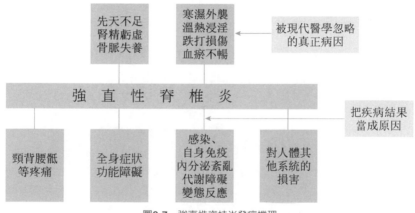

圖8-7　強直性脊柱炎發病機理

　　再來看這個圖，這是強直性脊柱炎的形成原因的圖（如圖8-7），以及目前的治療方法。從圖上看，簡單地說它有兩個基本原因，一個是腎氣虛等，這是內臟的問題；還有就是外來的風寒侵擾。內外兩方面的因素導致了強直性脊柱炎，進一步又導致了頸、背、腰部的疼痛，導致全身症狀和功能障礙，包括感染、自身免疫系統紊亂、代謝障礙和一些變態反應，還會對一些器官

功能造成損害。現在我們為什麼治不好，實際上我們把感染、自身免疫的紊亂、變態反應、代謝障礙這些疾病的結果當成了導致強直性脊柱炎的原因，即把疾病結果當成了病因，所以說肯定治不好，並且會越干擾越嚴重。

　　這是我在臨床上留下的一組治療一個強直性脊柱炎的照片（如圖8-8），這是我用遠紅外設備做的觀察，邊治療邊觀察得到的。第一張是首次治療之前的照片，第二張是治療20分鐘，第三張是治療40分鐘，最後一張是治療60分鐘之後。這個病人的頸部、腰部、背部疼痛已有20多年，活動受限，不能久臥，也不能久坐。第一次治療時，我從他小腿的後側開始針灸，結果這個病人趴了一個半小時沒有明顯不適感，這在以前是不可能的事，他自述在床上連20分鐘都趴不了。首次治療之後疼痛當時就明顯減輕了，而且他的脊柱透過遠紅外檢查的情況來看，改善得也非常快。

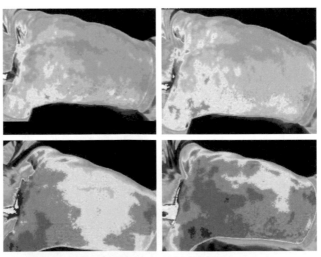

圖8-7　強直性脊柱炎發病機理

我講這個病例的意思是，我們一旦找對了疾病的原因，找對了治療的途徑，治療強直性脊柱炎這類疾病應該不難，當然它得有一個過程，這和我們骨骼的代謝、肌肉的代謝、細胞的代謝是相關聯的。變形的骨骼不可能兩天就好，肌肉纖維化、鈣化了，也不可能在短期內修復，但症狀會很快改善，甚至在我門診上治療的大部分病人在第一次治療時就會明顯效果。

不僅僅是強直性脊柱炎，對於風寒導致的所有疾病，包括風濕、類風濕等，我們都要注意這樣幾個問題：第一，在對病因的認識上，不能只停留在單一簡單的原因上，一定要考慮到體質問題以及身體以外的風寒等因素。第二，病因並不一定是用現代化的儀器設備就能夠量化檢測出來的，現在臨床上為什麼沒有把風寒當成一個病因？因為它是不可量化的，它沒有一定的形狀，也不能在實驗室裏面被直接檢測到，所以很容易被忽略。現有的認識疾病的方法與思路，往往是針對一些實體資料來檢測，於是就容易只把一些免疫指標和化驗資料當成了病因。第三，在治療上，並不是單一的藥物能夠解決的，還要配合其他一些方式，比如運動、鍛煉，還要避免一些有害的因素。第四，治療該類疾病，也不是僅僅靠醫生和藥物能夠治好的，還需要病人和醫生的共同配合來完成對疾病的治療，這些對於該類疾病的治療都是很重要的。不是像我們理解的那樣，簡單地吃藥就可以治好了。尤其對這類疾病的治療，病人自己一定要有一個長期的、有毅力的鍛煉，這樣肌肉的彈性、骨骼的形狀才會慢慢改善，逐漸往良性轉化，最終痊癒。

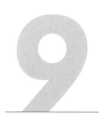

現代醫學模式的缺陷
與醫學理論的不足

醫學模式是醫學的總綱，一切醫學理論和方法都根於此，也是我們正確認識醫學問題的前提。

目前醫學界所遵循的比較先進的「生物—心理—社會」醫學模式，依然存在重大缺陷，因為它忽略了影響我們生命健康的基本要素——自然因素。

醫學家威廉・奧斯勒說：醫學科學與醫學人文之間正在失去平衡……過分地強調科學，會忽視醫學人性的關懷和憐憫。

孫思邈說，對病人要「皆如至親之想……見彼有難，若己有之」。

把病人的痛苦當成自己的痛苦去關注，也會使醫生的醫術逐步得以提高。

「生命—社會—自然」醫學模式具體可以闡釋為：第一，生命本身是整體；第二，人與社會是一個整體；第三，人、社會與自然是一個整體。

從很多日常現象與疾病現象中，我們都能深切感受到風寒等因素導致了很多疾病的產生。但是我們在疾病的診斷和治療過程中，卻很容易把它給忽略。為什麼會把風寒這麼重要的致病因素忽略了呢？就是因為現代醫學模式和醫學理論存在著一些缺陷與誤區。

1

　　我們先來看什麼是「醫學模式」。醫學模式又叫醫學觀，它是人們研究醫學問題時所遵循的總的原則和總的出發點。也就是說，醫學模式是一個綱，是我們認識醫學問題的基本前提。一旦醫學模式出了問題，其他的一系列問題都會隨之出現偏差。另外，隨著我們人類對自然認識的進步、科技手段的不斷更新，醫學模式也在不斷地發生著變化。

　　最原始的醫學模式是神靈主義醫學模式，這和人們對自然現象認識不足有較大關係。這是由於人們對自然的認識存在一些局限，對一些自然現象，包括人的疾病在內，都會用一些神靈致病等觀念來看待。後來，人們認識到自然對人體具有一定的影響力，這些認識慢慢上升為自然哲學醫學模式，醫學模式也隨之更新。例如《黃帝內經》中，就運用陰陽等概念，提出了對生命規律的一種解讀假設，以此解讀人體，闡述疾病的原理。

　　隨著我們對社會、自然以及生命的認識，人們對醫學又有了新的認識。到了16、17世紀，法國哲學家笛卡爾提出，人是機器，是不受神靈支配的，他的學說對傳統的醫學模式提出了挑戰。隨後，法國醫生拉美特里根據大量醫學、解剖學和生理學的科學材料，證明人的心靈狀況決定於人的機體狀況，特別著重證

明思維是大腦的機能和道德源於機體的自我保存的要求，並出版了《人是機器》這本書。機械論醫學模式雖然現在看來有點落伍，但是當時應該是比較先進的，因為它破除了人們對神靈的迷信。

18世紀到19世紀，隨著工業革命的興起，科技得到了進一步發展，顯微鏡發明以後，人類的眼界一下子被放大，能夠看到更細微的東西了。我們看到了人體生命活動的基本單元——細胞，還看到了與我們身體健康有密切關係的一些微生物，例如細菌等，於是產生了生物醫學模式，這對醫學模式的推動和影響是比較大的。

隨著醫學的進一步發展，人類在診治疾病過程當中還發現了一個問題，人不僅僅是一個生物體，很多疾病還和心理、社會因素有關，包括一個人的工作、生活狀況，社會地位、經濟條件等。20世紀70年代，美國的醫學家恩格爾，提出了「生物—心理—社會」醫學模式。第一次把社會因素、心理因素對健康的影響納入醫學研究的範疇。這應該說是醫學模式的一大進步。

2

到目前為止，「生物—心理—社會」醫學模式還是我們醫學界所遵循的模式。那麼，這一醫學模式是不是符合人類的生命規律與疾病規律呢？實際上，這一醫學模式忽略了影響生命健康的基本要素，就是自然因素。第一，像「風」、「寒」、「濕」、「熱」等自然因素，對身體的影響就非常大，那麼這一醫學模式就把這些給忽略了；第二，在人體的結構方面，這一醫學模式沒有認識到人體的「另一半」的重要性。哪一半呢？就是存在於人

體中的「空間」。我們現在研究人體，主要是以實體為中心對人體來進行解讀和研究。我們把人體作為一個生物體，可以用解剖學，解剖出它是由各個器官、各種組織組成的，如果再細化，人是由各個細胞組成的，甚至還可以再進一步細化……這就存在一個很重要的問題，它忽略了人體的空間。第三，這一醫學模式把肉體和心理的聯繫割裂開了。實際上，我們的肉體和心理是相互影響、相互作用的。不良的情緒會導致機體產生疾病，相反，身體有了問題，同樣也可以引起心理的一些變化。大家肯定能體會到，如果一個人身體很弱，走路都沒力氣，怎麼能要求他精力很旺盛，說話也興高采烈呢？這是不可能的。所以說心理和肉體是一體的。第四，這一醫學模式過度地注重了人體的結構方面，也就是在對疾病繼續干預和治療的時候，過於關注技術層面的問題，而忽略了對生命的人文關懷。

　　很多的醫學家發現了這一問題。醫學家威廉・奧斯勒說過一句話：「醫學科學與醫學人文之間正在失去平衡。」為什麼正在失去平衡？因為我們目前的醫學過於注重人體形體的東西，尤其是過於注重人體實體的東西，我們需要用一些現代科學條件和科技設備來研究這個實體的東西，這樣慢慢就會過分強調這些。所以他說，醫學科學與醫學人文之間正在失去平衡。實際上人體除了有能看得見摸得著的這些肉體結構或實體結構之外，還有更多看不見摸不著的東西，例如人的心理、精神，還有人與人交往過程當中所產生的各種問題、社會變革對人體的影響，以及政治條件、經濟條件等等，都會對我們的身體帶來影響，也會對我們的疾病產生影響。這位醫學家還說：「過分地強調科學，會忽視醫學人性的關懷和憐憫。」也就是說，我們作為醫生，除了要關注

疾病以外，還要對病人進行人性的關懷，對病人的痛苦應感同身受。

美國醫學哲學家圖姆斯，在談到醫生和病人之間的關係時引用病人說過的一句話，他的一個病人曾對他說：「大夫，你只是觀察，而我在體驗。」這句話一下子就把醫生和患者之間的區別點明了。作為醫生來說，我們想到的是病人的疾病，以及和疾病相關的一些因素，而病人卻在承受、在體驗。病人在體驗、承受什麼？他在體驗痛苦，甚至在承受絕望。這是一種質的區別。

從這個角度來說，醫生和病人之間特別需要一個好的溝通橋樑，中國古代醫學就很強調這一點。中國唐代醫學家孫思邈在《大醫精誠》裏說道：對病人要「皆如至親之想」，就是對待正在承受痛苦的病人，要像對待自己最親的人一樣。他還說：「見彼苦惱，若己有之。」就像病人的病生在自己身上一樣。我跟學生們也經常說，如果你拿病人的痛苦不當回事，你醫術也高不到哪里去。為什麼？因為我剛從醫的時候，每當看到病人很痛苦，又解決不了的時候，就會天天琢磨，因為那個時候我的內心也在受煎熬，就在這種焦慮、悲憫的過程當中，你會用心去鑽研，醫術也隨之提高。很多醫學上的重大發現，就是在聚精會神地思考、體驗的過程中完成的。作為一名真正的醫生，一定要把病人的機體當成與自己相關的痛苦去關注，這才是提高醫術最切實的途徑。

圖姆斯還說過一句很經典的話：「一個醫生絕不只是在治療一種疾病，而是在醫治一個獨一無二的人，一個活生生、有感情、正為疾病所苦的人。」我在臨床上就遇到這樣的病人，本來他的病不是很嚴重，但是有些醫生就根據某個指標，就告訴病人

這是什麼病，將來會發展成什麼樣，病人就會很焦慮、很恐懼。實際上這就是現代醫學的價值觀問題，我們往往過於關注疾病，而忽略了我們告訴病人以後的後果。其實，我們完全可以從正面來引導病人，給他樂觀的暗示。比如某某和你是一樣，他是怎麼治療的，慢慢就好多了。這樣效果肯定更好一些。總而言之，最關鍵的一點是，我們一定要把病人當成一個人去看，不能光看到他的病。

3

針對這些問題，我提出一個新的醫學模式，即「生命─社會─自然」醫學模式。首先，這個模式把自然因素納入醫學研究領域，我們要研究哪些因素能夠導致疾病。其次，就是用生命整體來衡量。前面說過，人的生命不僅僅是一個肉體，也不僅僅是肉體和精神的組合，他是一個活生生的立體的人，會受到各種因素的影響。現代醫學在治療某些心理、精神與情緒問題的時候，用的是簡單分割的辦法，這是有問題的。其實有很多情緒的變化是受到我們身體影響的。《黃帝內經》裏有過很詳細的描述，伴隨著人的某些情緒的變化，身體也會有相應的變化，這就說明身體和精神、情感、心理是一體的。所以在醫學模式裏，我們應該把自然因素加進去，把生命作為一個整體去研究。另外，對於肉體而言，我們把人體的「空間」這一部分也納入研究範圍之內，這種醫學模式才是相對完整的。

具體來說，我們一定要有這樣的認識：第一，人本身是一個生命整體；第二，人與社會是一個整體；第三，人、社會與自然是一個整體。

那麼大家可能要問了，像風寒這樣的因素和疾病的關係有多密切？它又是透過什麼機理對我們的身體造成影響的？這個問題看上去很專業，如果把它說得通俗一些，大家就很容易理解了。例如前面講的「溫度對細胞膜通透性的影響」，溫度正常時候的細胞膜，空間是比較通暢的，這樣它就容易對細胞物質的代謝、內外物質溝通起到了很順暢的交通作用；降溫以後細胞膜的結構變成了晶狀凝膠，這樣的話，內外物質交換的通道就被隔斷了，細胞的代謝隨之受到影響。由此我們可以得知，溫度對我們的身體，不管是宏觀結構還是微觀結構都會產生很大的影響。問題是，物質並沒有變化，還是原來的物質。變化的是什麼？是空間！

　　空間的變化，實際上是溫度對身體造成影響的一種結果，也是最重要的部分。也就是說，很多外界的致病因素對身體的作用，是透過空間來實現的。

下　篇
醫之正道

10 認識人體的空間

空間不是沒有，它是一種客觀存在。甚至是一種最基礎的存在。

從整體上看，空間是我們身體的另一半。

哲學不是解決醫學的萬能鑰匙，但如果在哲學層面存在漏洞的醫學，一定是先天不足，充滿缺陷的醫學。

有無相生，空間和實體是一種互相依存的關係。

人體的空間是組成生命的前提、是體現人體功能的場所、是新陳代謝的通道、是人體內外環境溝通交流的途徑。

空間理論是打通中西醫理論天塹的最理想的橋樑。

空間到底是什麼呢？

這是一個人體的解剖圖（如圖10-1），從圖中我們可以看到，除了我們平時所注意到的各種組織器官這些能看得見摸得著的實體之外，人體的這些器官和組織之間，處處被空間所填充。如果沒有空間的話，這些組織器官不可能正常運行，身體也不可能健康。

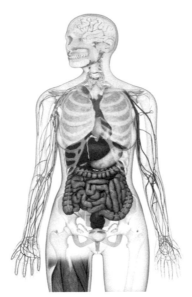

圖10-1　人體解頤結構圖

　　具體來說，比如肺臟，除了目前醫學所關注到的氣管、支氣
管、 肺泡這些組成結構以外，還有氣管裏的空間、支氣管裏的
空間、肺泡裏的空間，如果肺臟失去了這些空間，也就失去了
氣體交換的前提，無法實現交換的功能，生命的新陳代謝就會
失常。

　　其實人體的任何一個系統與組織，都存在同樣的規律，即空
間與實體同時並存。宏觀層面看是這樣，微觀層面看仍然如此。

　　我們再換個視角來看人體，就更能說明空間存在的廣泛性：
人體是由各種組織各個器官組成的；這些器官組織又都是由細胞
組成的；細胞可以被看成是由一個個大小不等的各種分子所組成
的；這些分子又是由原子組成的；一個原子是由原子核與核外電
子所組成。

作為實體原子核的體積是極小的，而在原子核周圍的電子雲霧空間的體積卻很大。我們可以做一個形象對比，如果把一個原子放大成籃球那麼大，作為實體的原子核的體積大約只能有一粒小米粒的大小，其他的體積都是由電子雲霧所形成的空間，後面還會用圖示詳細解讀這個問題。

說到這裏，讓我們把思路再往前延伸，就會發現一個讓人非常吃驚的問題，那就是：如果從原子層面上來看人體的生命結構，組成我們人體的主要是空間而不是實體！所以，如果忽略了空間，我們還能剩下什麼？如果不知道空間的規律，我們對生命的認知還能知道多少？實際上我們生命當中很多最本質的規律，疾病的形成有很多最關鍵的環節，恰恰是透過空間體現出來的。

空間在組成我們身體時的廣泛與重要性遠遠超乎我們的想像，客觀地講它有時候甚至會超出實體對我們生命規律的影響。從結構上來看，即便我們全神貫注地去尋找實體，去尋找實體之中的實體，最後還是會發現，我們所認為的實體仍然是由空間所組成，或被空間所層層包裹。大家可能要問了，人體的空間在生命的新陳代謝中起什麼作用呢？它與疾病的形成、疾病的診斷、疾病的治療有關係嗎？

1

從宏觀上來說，空間應該是我們身體的另一半。

我們再換一個視角來看空間的無處不在吧：一個空杯子，我們在裏面放滿小石子，肉眼可以看見小石子之間的縫隙；如果我們再試著往裏倒進細沙，當縫隙被細沙填滿的時候，我們就很難

用肉眼看到空間的存在了，但事實上細沙之間仍然存在著一定的空間；讓我們繼續用水來充滿沙粒之間的空間，此時，通常我們會認為這時的杯子真的是滿了，再也沒有空間了，但實際上，其中的水、沙子、石子的分子之間、原子之間還有很多的空間，只不過我們的肉眼看不到而已。

人體中的空間正是如此。我們可以設想人體就是一個空殼，在這個空殼裏面填充上各種組織、器官、細胞之後，我們會看到，當人體這個空殼被各個較大的組織器官充滿之後，仍然會存在一些小的空間，可以被較小的組織或者細胞來填充，當人體的這些小空間被細胞填滿之後，體液就成了細胞間空間的最常見的物質，但體液不是人體中的終極物質，組成體液的物質之間也還存著空間，它們還會被更精微的物質所充滿……

這正是東方智慧在認識生命領域中很巧妙獨特的方式與視角，它強調從整體來認識生命，認識組成生命體的實體與空間。舉個簡單的例子，從整個宇宙角度看，每一個星系都只是宇宙中的一顆小棋子而已，最大化的還是空間。你想想，天空中到處閃爍的星星，在廣闊的宇宙中不就是一顆顆棋子嗎？這是我們能看得見、能想像到的空間。如果我們站到更高的領域，更加宏觀地來看，整個銀河系都只是宇宙中的一顆棋子；在銀河系裏的太陽系，也是一顆小棋子；在太陽系裏面，我們一直自覺很大的地球，則是更小的棋子。在地球上，一個國家、一個城市、每個人，每個人身上的一個細胞，都可以這樣無限地微觀化，當你具體到原子的層面，原子核周圍是核外電子，它還是一個一個的小棋子；再往細分，原子核也不是絕對的實體，它還是可以再分割為質子、中子，再分割為膠子、誇克的層次……

可以繼續分割，就意味著還有空間的存在。從這個意義上來講，空間是最大化的、無處不在的。一方面是宏觀的最大化，大到無限的宇宙；另一方面是微觀的最大化，具體到誇克乃至更微的層面。因為誇克也只是我們目前所能認識到的微觀世界的層次，並不是終極層次。1999年諾貝爾物理學獎獲得者韋爾特曼把誇克稱之為「第五紀元」，就是為以後的「第六紀元」、「第七紀元」打好基礎。他絕對不會說是「終極紀元」，它應該是「N紀元」，也就是還可以無限制地分。只不過我們現在再分的能力有限，能再分割就意味著有空間的存在，那就是一種空間的最大化，最微觀和最宏觀的空間，它透過空間的聯繫又成為一個整體。

人體也是這樣的。整體的人體如果從空間這個視角來看的話，仍然可以看成是一個由空間四通八達所聯接而成的一個整體。舉個簡單的例子，為什麼用針扎胳膊上的穴位心臟就會明顯好轉？針刺腿部穴位胃病就好了？它既不是透過神經，也不是透過血管，也不是直接扎到胃等器官上。透過實體，永遠只能是正面的直接碰撞與對接，但是透過空間就不同了。比如說我們在一個房間裏，我們幾個人如果只是實體接觸，就只能握個手或擁抱等，但是透過空間就不同了，房間裏的花、音樂、杯子，和我們每一個人就連結為一個完整的整體，也就是說，是空間把看上去毫不相干的人與物等多個個體聯繫為一個完整的相互關聯的整體，並且透過空間，這些看上去毫不相干的元素們之間會產生相互影響。這種規律很像是美國氣象學家愛德華・羅倫茲（Edward N. Lorentz）所提出的蝴蝶效應，「一隻南美洲亞馬遜河流域熱帶雨林中的蝴蝶，偶爾扇動幾下翅膀，

可以在兩周以後引起美國德克薩斯州的一場龍捲風。」其原因就是蝴蝶扇動翅膀的運動，導致其身邊的空氣系統發生變化，並產生微弱的氣流，而微弱的氣流的產生又會引起四周空氣或其他系統產生相應的變化，由此引起一個連鎖反應，最終導致其他系統的更大變化。而在這個變化過程中，起到決定作用的，當然是空間。

再回過頭來看現代醫學上和臨床上的一些手段，就會感覺到問題的存在。即使你不是學醫的人，也能很明顯看到問題的存在。目前我們只是關注實體的存在與變化，但很多實體的變化是由空間引起的。而在臨床上，幾乎任何診斷的依據與治療的角度，都是以實體為中心來實現的。這種以實體為中心忽略空間的做法，使得醫學無論在對人體疾病的認識、疾病的診斷及治療與預防方面，都存在著難以突破的瓶頸。但是我們如果換一個視角，從空間這個角度看人體，很多問題就很容易會找到解決的答案。器官和器官之間、組織和組織之間、細胞和細胞之間，到處充滿了空間，很多的功能也體現在這個空間。只要空間一通，許多問題都會迎刃而解，至少從哲學的層面上來說是這樣的，雖然哲學不是解決醫學的萬能鑰匙，但是如果你在哲學層面上存在漏洞或論證不足，臨床實踐當中一定是缺陷很大甚至方法幼稚，我們目前的醫學現狀正是如此。

因此，有時候要想從根本上解決某些醫學問題，必須改變我們對事物的認知角度與認識方法，即要從世界觀與方法論兩方面都進行新的認識。世界觀就是看世界的方式，就是視角。方法論是什麼？就是透過這種方式來實踐它。實際上就是兩句通俗的話，即「做正確的事」和「正確地做事」。「做正確的事」實

際上是世界觀的問題，指的是我們做事情方向對不對、戰略對不對，這是大方向的問題。「正確地做事」則是細節的完善，在戰術、方法上如何實施。

這在醫學上同樣重要。例如我們對人體的診斷，我們是依靠儀器，還是依靠分析？或者是相互交流，把日常生活所有與疾病相關的問題都貫穿起來？正確的診斷方式和方法，就是「做正確的事」。下一步就是「正確地做事」，如果我診斷的方向對了，再在具體的細節上分析，才能判斷出來疾病的原因到底是什麼。一個是宏觀層面，一個是細節層面，二者缺一不可。

2

空間的作用很廣泛，就像我們能在某些場合互相交流，如果中間隔一堵密閉的玻璃牆，把空間給隔斷了，我說話你就聽不見了；而且，我能說出話來，也是空間在起作用，我們的咽喉、口腔、鼻腔的空間產生共鳴，才能發出聲音。你看有些喉炎的病人說不出話來，因為他的聲帶無法振動；而有些鼻炎的病人，他說話就帶著很重的鼻音。老子的《道德經》第十一章說：「埏埴以為器，當其無，有器之用。鑿戶牖以為室，當其無，有室之用。」說的就是空間的功能。杯子是用來盛水的，如果沒有空間，我們就沒法喝水；房子是用來住人的，如果沒有空間，就沒法住人。

而且，實體的功能往往是透過空間來實現的，空間和實體是一種互相依賴存在的辯證關係，要體現實體的功能，沒有空間或者沒有實體都不行。我的聲音你能聽到就是依賴耳朵、耳膜、耳道這些空間（如圖10-2）。有中耳炎的病人，中耳腫脹，聽聲音就

有問題。因為鼓膜的振動是聲音傳導的第一步，接下來是聽小骨振動，聽小骨振動還是靠空間傳遞，聽小骨之間既不能太緊密、也不能太疏鬆了，太鬆，就傳達不上；太緊，振動的空間就不夠。所以說它還是透過空間的最佳狀態來傳導，然後再進入神經或者大腦。有人說，到了神經就沒有空間了吧？其實還是空間的作用，在神經的空間裏，是透過電資訊實現的一種傳遞。電是什麼？就是離子的正負電荷的運動。所以說這仍然是空間的作用，只不過這種空間更細微而已。比如我這只手能動，這是由於大腦傳遞給它一個信號支配神經，神經傳導到最末端的神經突觸。神經突觸和肌肉有一個感應器，透過正負電荷一傳導產生電興奮，收縮和舒張就產生了，這在下面講到神經時會看到相關的圖片。

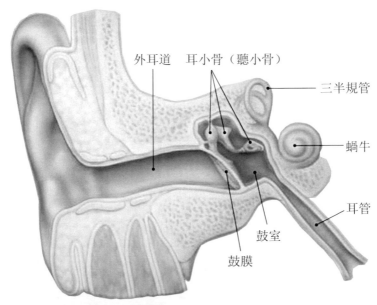

圖10-2 耳朵的結構圖

人體在一些基本功能的發揮上，空間也同樣重要。例如我們人要活動，胳膊要伸出去，沒有空間是不行的。在自然界也處處體現著空間的作用。像我們熟悉的詩詞裏面的「鷹擊長空，魚翔淺底」，鷹和魚都需要空間，如果沒有這個空間，它們就被限制死了。而人體內臟的運行與新陳代謝過程中，空間所起的作用同樣重要。胃腸要運行，它就要蠕動，蠕動就需要一個空間。心臟要搏動，心包就得有空間。細胞的運動也需要有空間。人體功能的方方面面都是透過空間體現的。

　　人體的空間也是組成我們生命的前提。除了我們認識到的實體以外，我們身體的任何器官組織，空間是組成它必不可少的前提。如我們的鼻子裏、耳朵裏、口腔裏處處充滿了空間，還有氣管、支氣管、食道的空間，這些都是我們能夠直觀地感受到的相對宏觀的大空間。還有些空間是我們感覺不到的。左邊的圖片是我們大腦的腦室，這四個腦室就是透過空間來相通的（如圖10-3）。

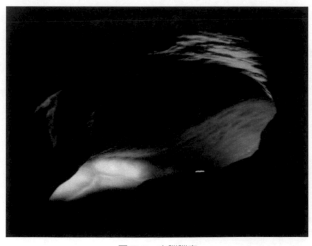

圖10-3　大腦腦室

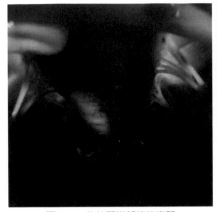

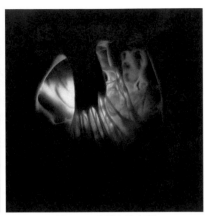

圖10-4　位於頸椎部位的脊髓　　　　　　圖10-5　心臟中的空間

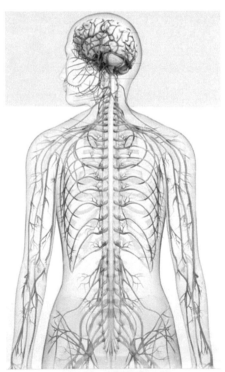

圖10-6　人體神經系統

再來看，這是位於頸椎部位的脊髓圖片（如圖10-4）。我們可以看到，脊髓裏面也是充滿了空間，如果沒有這個空間，很多血液循環功能就無法完成。

這是心臟內部的照片，從心臟裏邊照的（如圖10-5）。心臟裏邊如果沒有空間的話，它的泵血功能就不能實現，心臟中間的空間，對於我們心臟的功能也是非常重要的。

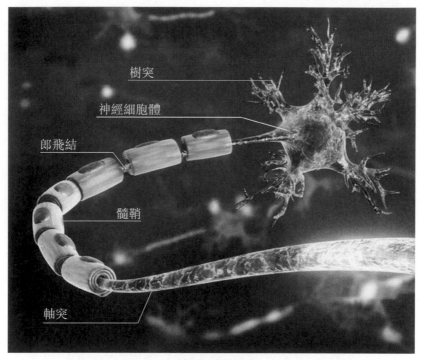

樹突

神經細胞體

郎飛結

髓鞘

軸突

圖10-7　神經元

　　神經系統也是一樣。這是一個人體神經系統圖（如圖10-6），
由中樞神經、脊髓以及周圍神經組成。從脊髓發出來的神經分
支，最終到達我們身體各個部位。

　　這是一個神經細胞，即一個神經元（如圖10-7），它是由神
經胞體、樹突、軸突、髓鞘等部分組成。其實這些微觀的組成部
分如果繼續放大的話，仍然處處充滿了空間。我們把這個神經元
繼續放大以後會看到什麼呢？第一，是包裹神經細胞的周邊的髓
鞘。我們看這個髓鞘的結構（如圖10-8），它中間是神經傳導的
主體，周圍是髓鞘，類似電線的絕緣層。髓鞘結構也是一層一層

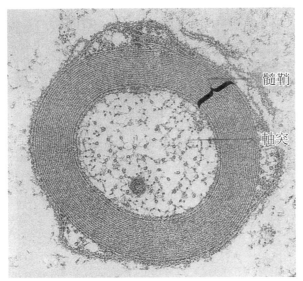

髓鞘

軸突

圖10-8　髓鞘的結構

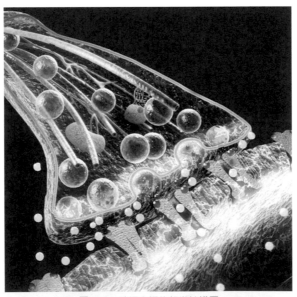

圖10-9　神經突觸的超微結構圖

的，神經最末端的神經突觸──樹突又是什麼樣呢？這是神經突觸的超微結構圖（如圖10-9）。當神經傳遞到最末端的時候，在我們的神經元的末端和我們受支配的組織之間，透過這個神經突觸的離子傳遞產生的電位差來支配我們的運動功能和感覺功能。在這個過程當中，我們看到神經突觸的最末端，它的物質交換的環節仍然是透過空間來實現的。也就是說，在神經系統發揮功能的過程中，離不開空間的傳遞。我們在臨床上有些共同神經性的症狀，比如牙痛，它是因為什麼呢？因為神經受到壓迫。神經如果受到它周圍軟組織的壓迫，或者是較硬組織的壓迫，就會導致神經傳導發生障礙，產生一系列的症狀。

我們再來看，這個照片是什麼呢？這是動脈血管的橫斷面（如圖10-10）。透過這個照片，我們可以看到很多與空間相關

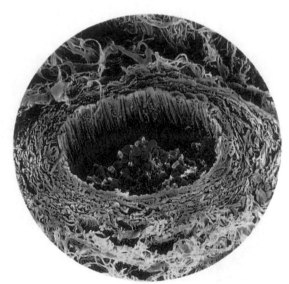

圖10-10　動脈血管橫切面

的資訊。首先,如果血管沒有中間的空間將會被阻塞,它就無法完成營養運輸的功能。第二,血管的周邊,也必須有一個適度的空間。如果血管的周邊沒有一個適度空間,我們的動脈血管收縮和舒張就會受到限制。第三,血管壁是由一層層的平滑肌組成的,而平滑肌的肌纖維之間即血管壁上也必須要有正常的空間存在。血管壁的空間至少應該有兩個重要的作用:第一,如果我們血管壁中間沒有空間,收縮和舒張功能就沒法完成;第二,動脈壁本身的血液循環供應受制於其中運行的小血管。動脈壁中間的這些空間,是保障這些小動脈與小靜脈能夠正常輸送營養的前提。如果動脈血管長期處於收縮狀態,那麼動脈血管壁的空間就會閉塞,這樣時間一長,運行其中的小血管就會因為受壓而中斷,動脈壁本身的肌肉代謝就會受到影響,久而久之,它就會發生硬化等異常變化。可見,保持空間的通暢,是維持我們身體健康特別重要的前提。

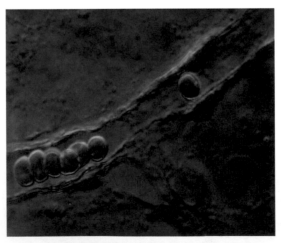

圖10-11　電子顯微鏡下的毛細血管

這是電子顯微鏡下的毛細血管的照片（如圖10-11）。我們能看到毛細血管壁上的上皮細胞之間存在的空間，這些空間，為毛細血管內外物質交換提供了一個前提。血氧交換及各種營養物質的輸入、代謝廢物的排出等，都是透過這些空間來完成的。所以，空間在物質交換過程和新陳代謝的過程當中，起著決定性的作用。如果空間發生了問題，新陳代謝將會停止，細胞會發生變化，這也是很多疾病產生的前提。

骨骼是我們身體中最堅硬的組織，似乎這種堅硬的組織，與空間相距甚遠，但我們如果把骨骼組織放在顯微鏡下面，看到的結果就會讓我們大吃一驚。這是骨髓在顯微鏡底下放大了以後的結構圖（如圖10-12），顯微鏡下面看到的骨髓圖片非常美麗，就像一個開滿玫瑰花的山岡。而骨密質是不是也同樣充滿空間呢？從顯微鏡下面我們同樣可以看到它們仍然被空間所充斥。

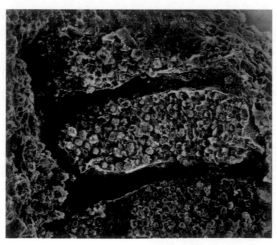

圖10-12　骨髓

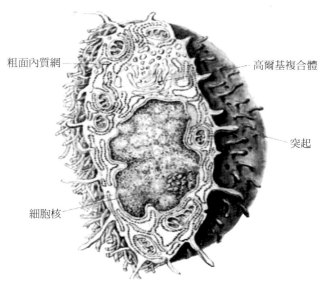

粗面內質網

高爾基複合體

突起

細胞核

圖10-13　成骨細胞超微結構圖

　　可見，即便是最堅硬的骨骼，其深層次仍然會充滿空間，如果我們繼續放大，具體到細胞層面會是什麼樣子呢？這是一個放大了的成骨細胞的立體結構（如圖10-13），它和其他細胞一樣，它仍然是由細胞膜、細胞質和細胞核組成的。讓我們繼續尋找實體，甚至尋找實體之中的實體，如果我們把一個細胞中作為相對實體的細胞核繼續放大之後，它又會被分為核仁、核質、核膜，把實體之中的實體繼續放大，最終會從這裏找到我們的生命遺傳物質DNA（如圖10-14）。儘管它作為一個相對的實體出現在細胞之中，但DNA也仍然還是一個空間結構，如果沒有空間結構，它怎麼能形成雙螺旋形狀呢？那麼我們把這個雙螺旋結構繼續放大，然後從它上面取出一個原子來繼續放大，我們會看到什麼？這是一個原子的結構模型圖（如圖10-15）。當我們把一

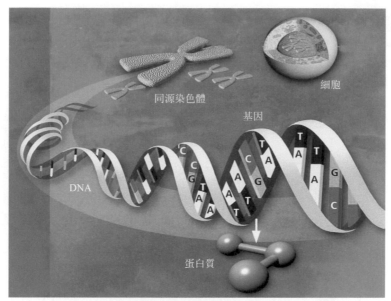

圖10-14　DNA螺旋狀結構

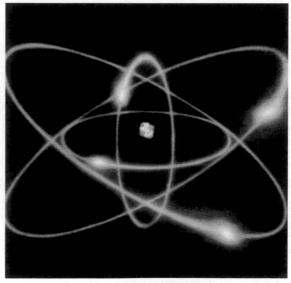

圖10-15　原子結構模型圖

個原子放大成籃球這麼大的時候，作為實體的細胞核有多大呢？僅僅是個小米粒那麼大。也就是說，如果從原子這個層面上看我們人體的組成結構的話，最廣泛最普遍的是空間，而不是實體。

在生命代謝中的微觀層面，空間所起的作用仍然是決定性的。比如細胞之間的空間，細胞本身的空間，細胞各種膜結構的空間及各細胞器本身的空間等等，這些微空間都是缺一不可的。比如說，一個運動中的細胞，如果它的周圍沒有空間，細胞運動就會受限，就像人要運動，一定需要一個空間一樣。這是一個吞噬細胞，正在吞噬一個大腸桿菌（如圖10-16），這個大腸桿菌在另外一個地方，如果沒有空間，或者說沒有一個空間通道，吞噬細胞怎麼能到細菌那裏去呢？就算過去了，如果吞噬細胞結構本身沒有空間，就不可能完成吞噬動作。可見，空間在微觀的世界裏面同樣起著決定性的作用。

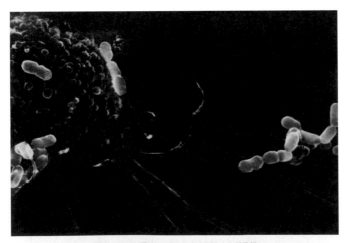

圖10-16　吞噬細胞正在吞是大腸桿菌

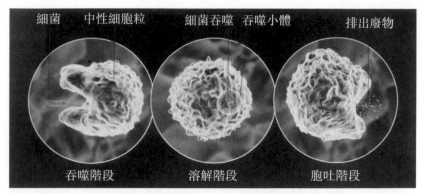

細菌　　中性細胞粒　　　細菌吞噬　吞噬小體　　　　　排出廢物

吞噬階段　　　　　　溶解階段　　　　　　胞吐階段

圖10-17　　細胞發揮作用過程中，空間起著舉足輕重的作用

　　從下面的圖中，能更直觀地看到細胞在發揮功能過程當中，空間所起的作用。細胞吞噬細菌之後，它還有一個溶解與胞吐階段（如圖10-17）。什麼叫胞吐？就是它吞噬這個細菌以後，在細胞內部把細菌分解、破壞，然後再把廢物排出去，這就是胞吞與胞吐的全過程。這個過程中，空間無時無刻不在起著重要作用。如果沒有正常的空間，這些過程就無法完成。

　　細胞分裂是生命新陳代謝過程中最重要的環節。任何一個細胞新陳代謝的過程中，空間的作用仍然是決定性的。首先，細胞要實現分裂，必須在一定的空間範圍裏進行，即它周圍必須具備正常的空間。我們設想一下，一個細胞要分解成兩個，沒有空間怎麼能實現？而在細胞一分為二的過程中，每一個環節都離不開空間的參與。下圖是在一個細胞裏面，糖皮質醇啟動基因轉錄的過程圖（如圖10-18）。基因的複製、轉錄，就是在這個過程中完成的。我們從這個圖上可以看到，物質從細胞膜進入，到達細胞質，然後透過細胞核的核膜進入到細胞核。在這個過程當中，細胞膜的空間、細胞本身的空間、細胞核核膜的空間以及細

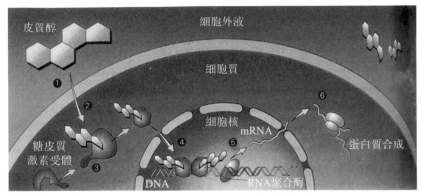

圖10-18　糖皮質激素皮質醇激活基因轉錄步驟

步驟1：激素從胞外液進入細胞

步驟2：擴散通過脂雙層，進入細胞質

步驟3：結合糖皮質激素受體

步驟4：結合激素的受體發生構像變化，使其轉運定位到細胞核內，作為轉錄因子結合
　　　　DNA上的糖皮質激素應答元件（GRE）

步驟5：兩個相鄰受體分子連接，形成二聚體，激活基因轉錄

步驟6：在細胞質中合成特異的蛋白質

胞核裏邊的空間，其中任何一個環節不正常，基因轉錄都無法完成的。從這個意義上來講，細胞突變跟空間結構的異常是有關係的。前面我們提到細胞核受溫度影響的結構圖，對溫度如此敏感的細胞，在受到溫度影響之後，基因轉錄肯定會發生障礙。一旦降溫，細胞物質內外的交換被隔斷了，營養吸收不進來 ，廢物排泄不出去，細胞就會發生變異，只是時間早晚的問題。臨床上很多跟細胞突變相關的疾病，應該說是跟空間的異常密切相關的。

空間在生命誕生過程中也起著決定性的作用。比如一個胎兒要想發育成熟，空間在每一個環節都會體現出它存在的重要性。精子與卵子的發育過程中，沒有空間不可能由小到大地發育成熟。而卵子要想和精子結合，首先得有輸卵管的通道。接下來，在這個受精卵的發育過程當中，沒有子宮給它提供這個空間，它不可能形成。隨著胎兒的增長，母親的腹部在逐漸變大，也是空間在變化。再微觀一點，細胞的發育也是這樣。細胞一生二、二生四的這種分裂，沒有空間怎麼可能實現呢？這是空間在人體的組成和生長過程中的體現。這是一個受精卵將要在子宮內膜著床的照片（如圖10-19）。透過這個照片我們會看到，其實我們的生命的誕生也是在空間裏進行的，如果沒有空間的話，我們的生命是不可能完成的。

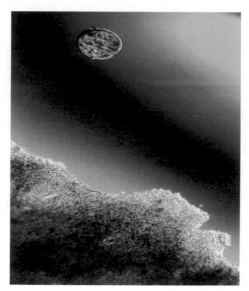

圖10-19　一個將到達子宮內膜著床的受精卵

空間是人體功能體現的場所。比如，人的心臟如果沒有空間，供血功能就無法完成，人的動脈血管，是依靠它周圍的空間來完成的，毛細血管的血管壁空間也是物體交換的一個很重要的前提條件。同樣，我們肺臟如果沒有空間的話，我們的呼吸是沒法完成的。如果沒有這個空間的話，氣管就容易被堵住了，堵住以後呼吸就不通暢了。再看人的細支氣管，有哮喘的病人，就是氣管痙攣，導致空間閉鎖了。血氧交換也是透過空間肺泡和毛細血管之間進行的交換，這個過程也是透過空間來實現的。肺泡和毛細血管之間有一個空間進行交換，二氧化碳透過肺泡排出來，新鮮的氧氣透過毛細血管進入到血液裏面去。但是我們現代醫學在對人體與疾病的研究過程中，卻把空間給忽略了，關注的全是氣管、支氣管、肺泡等，有了顯微鏡等工具之後，我們關注的層面更微觀了，仍然繼續在關注實體是怎麼回事，如分子是怎麼回事，原子是怎麼回事，卻把同樣重要的空間給忽略了。

生命體的任何功能都是由空間與實體共同完成的。只關注實體會使我們對人體的生理病理認識存在極大的局限性。這種認識人體與疾病的方法，在現代醫學上比比皆是。例如，隨著科技手段的提高，我們對人體的微觀結構的認識越來越清晰。尤其是對生命遺傳的基本功能單位基因的認識，近些年來取得重大進展。但是不是我們把基因的結構弄明白了，人類的健康問題就很容易解決了呢？實際上，如果從空間的視角來看這個問題的話，僅僅認識到基因結構根本解決不了人的疾病問題的。因為這種認識方法與視角仍然還只是局限於實體這個層面。而任何一個基因的變化及多種基因之間的相互關係是否正常，取決於基因的周邊環境或者多個基因的相互組合與協調。現在我們在臨床上動不動就

拿基因突變說事，拿遺傳說事。高血壓治不好，就說你這個是遺傳，沒辦法了。實際上這是很片面的。我們如果說某一種疾病透過檢測發現是基因異常，那麼反過來我們是否可以問自己一個問題：是由於產生了疾病然後基因才異常了，還是先有基因的異常才導致疾病的產生？如果這個前提搞不明白，得出的結論往往容易片面化。你說是由於基因導致疾病的異常，我也可以說他是由於疾病產生然後才導致了基因的異常。因此，在研究生命規律與疾病規律的過程中，不能受原有的知識與思路限制。其實從空間這個視角來研究這個因果關係問題的話，這兩種可能性都同樣有可能存在。

　　這種因果關係不明晰的問題在現行的醫學中有很多。舉個簡單的例子，幽門螺旋桿菌被現代醫學認為它是潰瘍病和胃炎的元兇，甚至是胃癌的元兇。如果問題像我們所說的那樣，假如我們把幽門螺旋桿菌全部殺死以後，胃病會自然好轉甚至痊癒。但事實上很多病人在檢測出幽門螺旋桿菌轉陰之後，消化系統的疾病仍然沒有好。所以有一個問題很需要我們反思：是不是我們的前提錯了？這是醫學最需要迫切解決的問題。我們是否也可以這麼認為：由於我們的胃或者十二指腸先出現了異常，然後給幽門螺旋桿菌提供了一個生存繁殖的環境，於是才會使得這種細菌在消化道裏繁殖。在臨床上，即便是幽門螺旋桿菌陽性的患者，我也曾透過非抗生素的手段，甚至非藥物的手段，只用針灸來改善胃的局部環境，胃潰瘍也會治癒。這說明幽門螺旋桿菌和胃潰瘍的因果關係不能對等。

　　再比如目前在臨床上被列為所謂的「遺傳性疾病」，例如，父輩有糖尿病，而子女也有糖尿病，很多醫生在診斷時就會告訴

你，你這個糖尿病是遺傳的。說糖尿病是遺傳而來的，這個前提未必正確。為什麼這麼說呢？我們可以換個角度來看這個問題，父一代為什麼會得糖尿病？因為他身體中與血糖代謝相關的器官出現了問題，或者屬於身體中的弱勢器官，容易導致糖尿病的產生。而這種體質，隨著遺傳，會導致下一代也容易出現這種疾病。也就是說，很可能是父輩把容易得糖尿病的體質遺傳給了子一代，而並沒有把這種疾病遺傳給他。

這種所謂的遺傳因素導致的疾病能不能避免呢？答案是肯定的。既然我們知道糖尿病的產生與相應的胰腺等器官功能強弱有關，那麼我們如果平時在沒有發病之前就針對它進行相對應的培補的話，會使這些器官變得相對強壯起來，那麼容易形成糖尿病的體質基礎就沒有了，也就避免了這種所謂遺傳性疾病的產生。也就是說某些所謂的遺傳病，是可以避免的，甚至可以被治癒的。高血壓也是，我在臨床上用這種思路治好了不少所謂的「遺傳性的高血壓」。

空間的另一個重要作用，是它的通道作用。空間作為一個通道的形式就很直觀了。作為通道的空間有多種表現形式，比如血管，這是我們營養功能的通道。消化系統也是一個通道，便秘的人，或者是有腸道腫瘤的人，消化道下段都堵住了，就不能正常代謝排出廢物。另外，呼吸系統也是一個通道，它是血氧的通道，氧氣進來，二氧化碳出去。廢物的排出和能量的進入對於代謝是特別重要的，任何一個細胞要正常地代謝，必須具備上面說的這兩個條件，任何一個器官要想正常運行也必須具備這兩個條件。

人的皮膚代謝中，皮膚的空間通道起的作用也是很大的。比如打球出汗，也是皮膚空間在人體代謝中的一個重要部分，在這

個代謝過程中，人體的一些毒素可以透過這個途徑排出體外，當然毒素既然可以排出，也可以透過這個通道進入體內來。例如我舉一個簡單的例子，噴農藥的時候，戴上口罩有時候還中毒，為什麼？就是透過皮膚吸收的。由此在中醫臨床治療病人過程中我也由此悟出一個道理來：皮膚既然是一個通道，就可以把它作為藥物治療的通道，外藥內治，可以把藥變成噴霧劑，現在有好多鎮痛的藥就是噴霧的。外用藥物也是透過這個途徑來實現的，原理還是一個空間問題。

空間是內外環境溝通交流的途徑。剛才說的皮膚就是如此。那麼這裏就有一個問題，就是溝通交流是需要一定的度。舉一個簡單的例子，既然我們的皮膚要和外界交流，為什麼我們到了北極，還非要穿上羽絨服啊？原因很簡單，我們要避免它「交流過度」，過度了就有兩個後果：一個是損傷、凍傷；一個就是內部熱量的散發過快，把人給凍死了。熱量全都出去了，細胞的溫度太低，它的代謝就會停止。所以人體有好多自我調節的機制很複雜也很微妙。比如現在一降溫，就有一大批人感冒，就是因為皮膚空間這個內外交換管道的調節失常，導致我們的生理功能紊亂，然後出現感冒症狀。

說到感冒，需要特別強調在治療方面普遍存在的一個誤區，即在治療感冒時候濫用抗生素的問題。受寒感冒之後為什麼有很多細菌會在咽部繁殖？因為受寒之後，影響到頸部及其周圍肌肉的緊張度，壓迫其中的血管導致血液循環的障礙，這才出現了諸如扁桃腺的腫脹等病態。人體內環境一旦出現異常，存在於該部位的細菌或病毒就容易在此興風作浪了。因此，如果我們只是注意細菌或病毒，而忽略了細菌或病毒生存繁殖的環境，那在治療

上只是看到現象，忽略了本質，是非常片面的。不少患者用抗生素之後效果並不理想，於是就把罪責歸結到細菌或病毒的耐藥性上面。為什麼用抗生素的效果不理想呢？原因是多方面的。除了上面剛提到的這種療法是治標不治本，解決不了根本問題之外，還有一個特別關鍵的因素，就是感染之後，由於微循環的空間通道發生了障礙，作為對細菌有殺傷作用的抗生素無法透過這個空間通道到達感染部位，因此，再好的抗生素也難起到作用。當我們認識到空間規律及致病的原因及原理之後，我們不需要去殺死細菌或病毒，只需要把它們生存的環境破壞之後，它們就會失去生存繁殖的條件，疾病也自然就會痊癒。

3

　　總之，如果沒有空間的話，任何實體都無法體現它的功能，也就沒有了存在的價值。但現代醫學在研究過程中，卻把它忽略了，或者根本就沒有意識到它的存在。我在研究醫學的一些理論與臨床問題時，試圖透過一個全新的視角來找到解決之道，但在現有的醫學思路與理論的框架內困擾了很長時間仍然沒有進展，後來因為一個偶然的機會，我不小心打碎了一個杯子，碎了的杯子無法裝水這個事實讓我意識到了空間存在的意義。之前我為什麼沒有發現呢？是因為我一直沒有找到門檻，總感覺自己無門可入，而事後想想，這種無門可入的直接原因，恰恰因為四處都是門，而空間這個門和我們主觀意識裏固有的形狀不一樣，這是我們自己所理解或所學的知識與真正的客觀規律相距甚遠，被這些不正確的東西把我們限制了。佛學裏的「所知障」，就是指我們擁有的偏見越多，求真的障礙也就越大。醫學研究中的「所知

障」，就是因為我們太關注、太執著於實體。通常那種以實體為中心的思維方式，使我們感覺空間就是什麼都沒有。實際上是我們沒有看到事物的真相，只看到有形的實體，沒有看到「無」。老子就能看到「無」，就像釋迦牟尼佛認識到「空」一樣。如果在醫學上能看到「無」和「空」，即能認識到空間的話，醫學肯定會有革命性的突破。從我的研究視角來看，現代醫學問題眾多、漏洞百出的最基礎原因之一，就是在於我們在研究生命與疾病的時候，把人體的空間結構給忽略了。

對於生命空間原理的正確認識，不但有利於我們正確認識生理結構，也有利於我們從現代科學的角度來解讀中醫。一直以來，中西醫在理論層面缺乏一個良性的、理智的、科學的、客觀的溝通管道，我覺得空間理論就是最理想的通道。為什麼？首先，是對「經絡」的認識。在空間理論體系中，經絡就是空間。中科院原生物物理研究所的祝總驤教授做過一個實驗，結果證明了「經絡是空間」的結論。祝教授研究經絡問題有二三十年了，在為我的生命空間理論開的研討會上他說過，我做了三十年的實驗，結果都可以證明經絡就是一個空間。其次，運用空間理論，可以解讀我們中醫的很多治療方法和預防疾病的方法，比如解表法。解表法簡單地說，就是把皮膚和肌肉的表淺層面的空間疏通開。人在受風寒後肌肉會發緊，由此人體一系列的正常生理規律會受到干擾，很多疾病就會體現出來。中醫的解表法，就是對皮膚表淺部位因受風寒而過度收縮的空間進行調節。肌膚一旦疏通開，風寒被驅散出去，生理代謝就恢復正常了。像麻黃湯和葛根湯，就是利用汗法解肌解表，進而解決我們身體更深層面的一些問題。

有一次，我就碰到一個病例。一個小孩高燒39度多兩天了，家長來電話問我怎麼辦。我問他用了什麼藥，他說全是清熱解毒的，還有就是抗生素，可就是退不了燒。我就打電話給我的學生說，如果我的判斷沒錯的話，醫院應該是查出了肺炎，才用的這些藥物。你只用麻杏石甘湯就可以解決問題。我的學生去了，用了湯藥，凌晨一點多鐘吃的藥，早晨孩子就退燒了，想吃飯了。如果光盯著孩子的熱去治療，甚至還用一些大寒的藥，藥不對因，就會很糟。之前我給這個孩子看過病，他的脾胃偏弱，寒性的藥對脾胃的損傷是很大的，而由於風寒導致的發燒，再去傷害脾胃的話，會更不容易好。從這個意義上講，我們中醫的古代先賢是非常智慧的。他們不是用現代的科學方式，也不是用儀器，而是用自然的、天人合一的規律來研究疾病，這種研究更貼近於人的生命規律，也更易控制導致疾病的根本原因。很多人說中醫治病慢，其實一點都不慢，只要辨證對了，治療對了，療效是很快的，像這個小孩的病例，比他曾經治療過的醫院的治法就快多了，並且還沒有副作用。

　　我們中醫在診斷疾病的過程當中，有時要看病人的舌頭，其原理是什麼呢？是因為如果我們的內臟某處有了問題，會透過特定的空間通道，反映到舌頭的不同位置上。這樣我們就可以透過看舌體的表面，瞭解我們內臟的狀態。

　　另外，穴位診斷在中醫診斷學裏也佔有很重要的地位，它既安全又直觀，並且診斷比較準，也很實用。它既是診斷的通道又是治療的通道，本質還是空間原理。內外相通，中醫說：「有諸內必形諸於外。」例如心臟病的治療。心俞穴、內關穴、膻中穴等，這些穴位所處的位置與心臟的關係非常密切，尤其是透過空

間與心臟聯繫更密切，透過這些穴位就可以判斷心臟的狀態，也可以對心臟的疾病起到調節和治療的作用。

如果認識到經絡是空間，會對經絡研究起到指導作用，更能避免方向性的錯誤。在我的空間理論體系裏，我認為經絡就是空間。從這個視角來看，現代經絡的研究有六大方向性錯誤。為什麼這麼說呢？根據我的研究，我認為從這幾個視角可以看出現代經絡研究存在的問題：

第一，把經絡與經絡的內容物混為一談。就像我們把杯子裏的水當成杯子一樣。第二，把影響經絡的因素當成經絡本身。很多人把經絡當成神經，實際上神經對空間的影響是最大的。比如你刺激神經，它收縮，與該神經相關的空間不就變窄了嗎？把神經當成經絡，當然在實驗上也能做出相關性來，但不能因為相關就認為它們是一回事。第三，把經絡的形態及內容單一化。經絡是在變化的，經絡的形態也不是單一的。第四，簡單地認為經絡是恆定不變的。其實經絡是在變化的，就像河流的改道。我們有時會發現經絡的最佳治療點，不在穴位上，可能是在穴位的附近。就像是有個東西堵住河道了，河道就得從別的地方繞行，不可能停在那兒不動。經絡也是一樣的。我們現在所研究的很多經絡現象是人體的常態，疾病的時候是不同的。這種根據常態研究出來的結論是不符合疾病規律的。第五，把經絡現象混同於經絡本身。在研究中，很多學者往往容易被試驗中的表面現象所迷惑，把試驗中經絡所呈現的一些現象，當成了經絡和穴位本身，這顯然是錯誤的。第六，把經絡當成是實體。其實經絡就是一個空間。

這六個方向性的錯誤，在現代醫學研究上，耗費了很多科研經費，得出的結論漏洞百出，結果還是自己說服不了自己。

從臨床疾病的防治這個視角來看，只要經絡通暢了，我們全身幾乎就不可能有病。因為內臟的疾病可以透過空間反應到體表，如果在體表哪一個地方有問題，你對它進行調節，可以調節到內臟。從這個意義上來講，經絡可以用來預防疾病、預測疾病的。

11 空間和疾病的診治、預防

人體中的空間失常就意味著身體出了問題。

很多人檢查一切正常，但就是不舒服，其原因很可能是人體的空間層面出了問題。

正確的治療基本上都是對人體正常空間的恢復。

中醫的「六腑以通為用」，體現了對恢復空間功能重要性的認識。

空間理論的誕生，會使我們診斷與治療疾病的思路產生革命性的改變。

治病不像外交辭令，沒有不溫不火的中庸之道，只有好和壞之分。當一個醫生面對病人時，只有兩種可能，一種是往好裏治，一種是往壞裏治。

保持空間的暢通是預防病的基礎前提。

認識到空間的規律與空間的作用對疾病的診斷和治療具有重要意義。首先，空間使我們人體中的每一個看上去毫不相干的組成部分，連接為完整的整體，這是任何實體都辦不到的。舉個簡單的例子，在一個大廳裏邊，一群素不相識的人群是怎樣成為一

個整體的？大家最容易想到的就是直接接觸，比如握手。實際上空間已經把我們連接為一個完整的整體了。在人體當中，每一個細胞、每一種組織、每一個系統也同樣如此。

前面我們已經瞭解了，空間在人體的生理、病理規律當中起著非常重要的作用，那麼，我們能不能從空間的角度來診斷、治療疾病呢？具體地說，在我們解讀、診斷和治療乃至預防疾病的過程中，空間有什麼意義，它能起到什麼作用呢？

1

第一，空間的失常就意味著身體出了問題。我認為只要身體各層面的空間正常，身體一定是健康的；只要是身體有了問題，空間肯定是失常的。我們周圍就有很多這樣的人，今天這兒不舒服，明天那兒不舒服，到醫院一檢查，什麼事也沒有。來我這兒看病的很多人，拿著一大堆體檢單，全是正常的，我透過脈象診斷，透過他的穴位反應來分析，會發現他存在很多問題，有時候甚至不只是一個地方，而是多個地方都有問題。病人根據自己平時身體的感覺，也認為我說的與他平時存在的症狀吻合，覺得我說得對，可為什麼各種各樣的檢查結果都是正常的呢？原因很簡單，他所做的這些檢查，基本上都是針對他身體中的實體層面的，而身體的實體層面還沒有發現異常，只是他身體的空間層面先出現了問題。

人體空間層面出現異常意味著什麼呢？

就像前面講的，空間層面出了問題，往往是作為通道的空間先出現異常，從而影響到正常的新陳代謝。或者作為普通的空間先出了問題，而影響到了相關器官與組織之間的相互協調。這兩

種情況都會導致身體的症狀產生，並且久而久之，會漸漸導致實體發生器質性的變化。人體空間層面出現問題的時候，多數開始只是功能性的，現有的儀器設備不一定檢測得出來，因為絕大部分儀器設備是針對實體來研製的，像CT、核磁、PECT、B超、化驗，哪一個不是針對實體的？這就意味著，如果實體沒有異常，只是空間層面的異常，它就檢查不出來，因為還沒有引起器質性病變。

　　為什麼中醫診斷中的脈象變化能診斷出疾病的異常呢？空間通道的異常，在空間層面大部分會影響到微循環的障礙，人體空間層面如果從中醫的經絡學角度來看的話，就是經絡層面的一些障礙，這個時候脈象往往會首先受到影響並且發生變化。換一句話說，脈象的變化往往意味著功能的失常，它能夠反映出功能的強弱及體內各個部分之間協調的關係。另外，作為空間的經絡及經絡上的穴位也同樣會反應出失常狀態。這就代表和這個經絡穴位相關的器官已經有了問題，並且在沒有引起器質性的變化之前，這些異常都會相應地提早表現出來。實際上，光有症狀、沒有體症的這一類的疾病，我們透過經絡、透過空間的層面是很容易解決的。比如用針灸的辦法、點穴的辦法，讓病人透過運動、透過一些導引鍛煉，傳統的養生方面的一些方法都可以做得到，如果在功能性變化出現之後不及早加以正確的干預，往往隨著時間的延續而導致器質性疾病的產生。這是在平時臨床診治疾病過程中，會經常見到的一些現象。例如有不少病人，平時雖然不舒服，檢查都正常，但突然有一天，發生了器質性的疾病，並且被告知已經很嚴重了。

　　比如有些人腰背酸痛、肌肉發緊，在醫院裏一檢查什麼都正

常，這是因為疾病開始時尚未達到很嚴重的程度。如果嚴重了他就會發生頸椎和腰椎的生理彎曲異常，產生壓迫性疼痛，以及肌肉的僵化、纖維化，甚至會發生像強直性脊柱炎這一類的疾病。但初期往往都是功能性的，比如肌肉發緊、局部酸困，活動活動就會好一點。這種完全可以透過運動來改善，甚至消失。透過運動使肌肉收縮和舒張，局部的空間就可以恢復，對神經的壓迫、代謝廢物的排出障礙就會減緩或者消除，肌肉正常代謝所需要的營養物質也可以透過空間的恢復與微循環的改善得到實現。如果透過針灸就更快了，透過針灸和點穴的辦法，這類疾病形成的症狀，多數病人在一分鐘之內甚至在數秒鐘之內就可以消失。因為針灸之後，局部組織的空間就可以舒張了，再透過運動配合效果就更好。所以從空間這個層面上來看問題的話，可以從中醫經絡這個視角入手，透過針灸、點穴、導引、按摩推拿、運動等辦法，都比吃藥要直接得多。

第二，很多疾病的產生其實就是空間被實體佔有的結果。像腫瘤就是這樣，我們可以把它看成是原來的正常空間裏長了一個實體性的東西，之後對周圍組織的正常功能造成壓迫或其他影響。再例如血栓的形成，可以被看成是正常血管的空間通道被實體阻塞的結果。一旦受到阻塞，缺氧、缺營養以及代謝垃圾等毒素不能及時排出體外等一系列的問題便產生了。動脈硬化也是這樣，它不光是血管的彈性沒有了，裏面的空間通道也被粥樣硬化的異物佔有了，血管被像粘稠的粥一樣粘乎乎的東西堵住了。還有一種情況比較普遍，就是我們平時所說的炎症，所有的炎症其實都是可以看成是正常的空間被液體滲出佔有了，你看所有的炎症部位都是腫脹的。

有不少的疾病發生與空間的變化有直接關係。例如氣管或支氣管的痙攣、血管的痙攣。氣管痙攣有的是致敏物的刺激引起的，如藥物、異味等有害氣體刺激氣管，使它痙攣，還有一種情況就是冷空氣的刺激，受寒導致氣管的痙攣等。哮喘是典型的支氣管痙攣之後由於呼吸道空間的狹窄導致的呼吸功能障礙。血管的痙攣有兩個極端，一個極端就是動脈一痙攣，所供血的部位就會由於缺血而出現蒼白的缺血徵象；一個是靜脈受到影響，而動脈尚沒有被完全阻滯，這時靜脈血液循環回流會受到影響而導致局部組織充血腫脹。受寒的人特別容易發生這種狀況，因為受寒以後血管會收縮。

　　透過下面一些圖片，我們會更直觀地看到空間異常之後導致的疾病產生。這是一個膽囊結石患者結石阻塞膽總管及膽囊的模型（如圖11-1），膽管本來應該是通暢的，一旦有結石形成，其

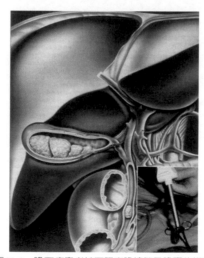

圖11-1　膽石症患者結石阻塞膽總管及膽囊的模型

中正常的空間被結石佔有了，這樣一來，膽汁貯存的場所與排泄的管道就被佔有或被堵塞了，這樣膽汁的代謝就會出現異常。

這是一個小腸的橫切面，小腸腫瘤把這個小腸整個給堵住了（如圖11-2），這肯定會影響到消化系統的正常功能。

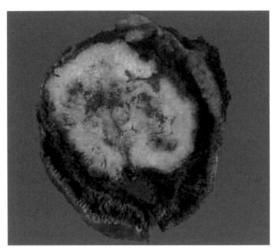

圖11-2　小腸腫瘤橫切面

第三，空間受到限制也會導致某些疾病的產生。某些疾病由於組織產生變化，會導致其運行空間發生變化，從而導致疾病的產生。例如，很多頸椎病，由於頸部肌肉長期處於緊張度比較高的狀態，最終會導致肌肉的彈性發生變化，這種變化會直接影響到在其中穿行的血管與神經並對它們造成壓迫。當然，與空間受到限制有關的情況，還有些是屬於生理性的、功能性的，比如人體的某些姿勢，也容易使空間受到限制而導致一些暫時性的症狀的產生，如總是翹腿或者盤腿的時候，用不了多久腿就會變得

麻木，這是由於不當的固定姿勢時間一久對血管和神經造成的壓迫，影響到血液循環正常運行，使得相關的組織因為血液循環的通道不暢而造成缺血缺氧的結果。

另外，任何一種組織或器官，周邊的空間發生異常也會導致該器官產生異常。例如心包炎和心包積液的患者，同樣能對心臟造成不良的影響。如果是心包有炎症，或者心包裏面的積液增多，就意味著心臟的收縮或舒張的空間將受到限制。正常情況下，心臟每進行一輪回的收縮與舒張，心包也配合著收縮與舒張。如果心包因為各種因素產生異常，心臟的收縮與舒張的空間也就會到限制了，心臟的功能必然會受到影響。

有些疾病直接是由該組織的空間系統異常導致的。例如像氣胸、肺氣腫這類的疾病，都是直接由於空間的異常造成的。氣胸實際上就是胸膜壁層受損，空氣進入胸膜腔。正常的胸腔有壁層和臟層，它裏面有液體，會形成一個負壓，肺臟組織隨著呼吸而產生的擴張與收縮，正是借此種負壓而完成的，這是保障肺臟功能正常運行的前提。如果它裏面進入了空氣之後，負壓就會消失，肺臟就被壓萎縮了。可見，空間的正常是維持各種器官組織正常運行的前提。

從人體空間的視角來看的話，肺氣腫這種疾病也是由於肺部空間失常導致的疾病。例如像老年慢性支氣管炎所導致的肺氣腫，就是因為肺泡彈性失常，收縮不回來。正常的肺泡是吸氣的時候舒張，呼氣的時候收縮。肺氣腫的患者這種功能就不能正常地運行了，由於肺泡的彈性失常，裏面多餘的廢氣不容易隨肺泡的回縮而排出肺外。

有不少疾病我們可以看成是正常的空間受到破壞導致的，例

如出血性的疾病。血管破損，就是血管通道空間被破壞了。腦出血一方面是腦部血管的空間被破壞，造成出血；另一方面出血以後，血液佔據的空間又壓迫到腦部的其他正常空間。如果壓迫到腦部的某些神經中樞，就會導致肢體癱瘓。還有一種就是由於出血量過多等使顱內壓明顯上升，對整個腦組織產生壓迫，甚至形成腦疝，影響生命。

所以，空間的正常是健康的前提，空間失常就是疾病的開始。下面這些圖，可以更直觀地讓我們看到人體的各個器官、各種組織、各種疾病在空間失常的情況下受到的影響。

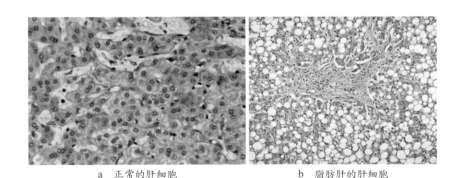

a　正常的肝細胞　　　　　　　　b　脂肪肝的肝細胞

圖11-3　桿細胞結構圖

這是一個肝臟內部的細胞結構圖。左邊的是圖是正常肝臟的肝細胞，右邊的是脂肪肝的肝細胞，白顏色的是脂肪細胞（如圖11-3）。我們透過這個圖可以看到，肝細胞被脂肪細胞擠壓到角落裏去了，脂肪細胞佔據肝臟位置後，有點兒喧賓奪主了。當脂肪細胞佔據了肝臟裏面的空間之後，結果會怎麼樣？第一，肝臟

細胞的正常功能會嚴重受到限制。第二，肝臟內部的血管的空間也會被擠壓，微循環受到影響，這就意味著肝臟的解毒能力以及一系列的代謝能力都會下降。所以我們一定要保護好肝臟，不要認為脂肪肝很多人都有，就覺得無所謂。脂肪肝形成的原因是什麼？跟我們的體質結構存在缺陷、運動少、飲食結構不合理，尤其跟喝酒有很大的關係。所以，有脂肪肝的人，儘量不要喝酒。因為你的肝臟的解毒能力，比正常肝臟要弱，更容易受到損害，繼續喝酒對肝臟危害會加大。

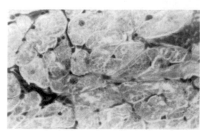 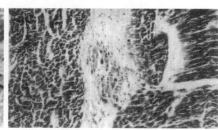

a　正常心肌的橫切面　　　　　b　風濕性心肌炎的心肌表現

圖11-4　心肌結構圖

　　再來看另一組圖，左側是一張正常的心臟心肌的橫切面，右側是風濕性心肌炎的心臟心肌表現（如圖11-4）。風濕性心肌炎患者的心臟的肌肉組織中，炎性細胞及其滲出液會佔有正常存在的平滑肌纖維之間的間隙，即把心臟裏邊的正常空間都給侵佔了，這就必然會影響到心臟肌肉的收縮和舒張，因此導致心臟的供血障礙。這是一個心肌梗塞的圖片（如圖11-5），心梗就是心血管的空間被堵塞了，說白了，還是一個空間的問題。再比如心包炎，有心包炎和心包積液的病人，意味著心包的彈性降低與心

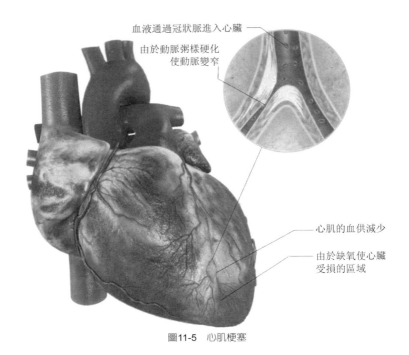

血液通過冠狀脈進入心臟

由於動脈粥樣硬化
使動脈變窄

心肌的血供減少

由於缺氧使心臟
受損的區域

圖11-5　心肌梗塞

包有炎症後導致的空間狹窄，因此心臟搏動的空間變得狹窄，心臟的供血功能因此會降低，到達我們四肢末端及其他部位的血液循環都會受影響。

　　再看我們的呼吸系統（如圖11-6）。從鼻咽部到氣管，到支氣管，到肺泡，空間連接為一個整體，這也是在我們身體裏非常有代表性也最容易被我們直觀認識到的一個空腔器官。肺臟空間出問題會是怎樣呢？我們看這兩個圖。上面是正常的肺臟在顯微鏡下所見，下面是大葉性肺炎在顯微鏡底下看到的肺泡（如圖11-7）。正常肺臟的肺泡，很乾淨很透明。大葉性肺炎的肺泡液體滲出佔有了正常空間，甚至正常空間沒有了，空氣無法進入，就會缺氧，嚴重的甚至導致死亡。「非典」為什麼那麼可怕？就

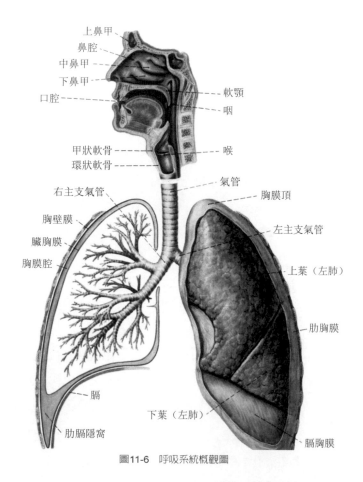

上鼻甲
鼻腔
中鼻甲
下鼻甲
口腔
軟顎
咽
甲狀軟骨
環狀軟骨
喉
氣管
右主支氣管
胸膜頂
胸壁膜
臟胸膜
胸膜腔
左主支氣管
上葉（左肺）
肋胸膜
膈
下葉（左肺）
肋膈隱窩
膈胸膜

圖11-6　呼吸系統概觀圖

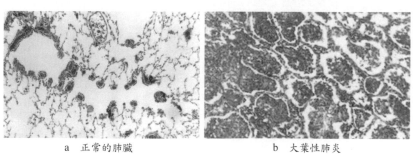

a　正常的肺臟　　　　　　　b　大葉性肺炎

圖11-7　肺臟結構圖

是它引起了肺部液體滲出增多，導致呼吸系統的障礙。

還有動脈血管的硬化。如果血管長期處於肌肉緊張度增高或痙攣狀態，血管壁中的小血管也會受到壓迫，到達血管壁的血液供應就會被阻斷。久而久之，血管壁的上皮細胞代謝會因為缺乏營養而受損，也會出現血管的硬化等各類問題。

正確的治療基本上都是在於對人體空間的恢復。像治療血栓時的融栓療法，就是恢復空間，粥樣硬化的血管給堵住了，放一個支架或者搭橋，這也是恢復它的空間。還有腫瘤的治療也是這樣，如果腫瘤壓迫導致了功能障礙，給它切掉，也是對空間的恢復。

中醫理論或治療的具體方法裏的很多原理，都是跟空間的原理直接相關的。中醫有一句話叫「六腑以通為用」，恰恰體現了對空間的功能恢復的一個認識。「通則不痛」，其實也是在於一個對空間的恢復問題。任何的疼痛都是由空間的受壓、受阻、受限制所導致的。消化系統的疾病在治療時一直在針對空間的恢復作為前提，所有的消化系統疾病幾乎都是用「通」來治療。你要考慮它是什麼原因導致的不通，然後袪除疾病的原因，使疾病得以康復。比如消化性潰瘍，如果沒有炎症的話，它很難產生潰瘍。除非是化學性的、藥物性的破壞所導致的急性潰瘍，即使是這種破壞，最後要恢復也會取決於空間的通暢。首先，消化道本身的蠕動要正常，如果蠕動不正常的話，我們吃下去的食物還在胃壁裏面存在，恰恰就成了胃部潰瘍恢復的一個障礙了。其次，胃壁血管空間要通暢，要修復潰瘍的話，胃壁粘膜上的血管通道必須要正常提供營養，然後它才能夠被修復。所以空間的恢復對於消化系統疾病的治療也同樣重要。

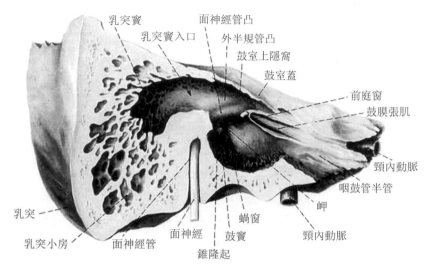

圖11-8　面神經的行走路線

2

　　認識空間以後，對於很多疾病的治療思路會產生很大的改變，有些甚至會產生質的變化。

　　比如面神經炎的治療，有面神經炎的病人在到醫院去就診時，會有兩種絕對不同的說法，一種說法認為面神經炎必須越早針灸治療越好；另一種說法認為面神經炎的治療早期絕對不能針灸。這兩種說法尤其在中醫和西醫的治療方法上存在的分歧更普遍。這兩種說法到底誰對誰錯呢？我們得從面神經炎的源頭說起。為什麼容易得面神經炎？腦神經一共有十二對，那麼多的腦神經為什麼面神經最容易出問題？這還是跟空間有關。我們看，這是面神經的走行路線（如圖11-8）。唯獨面神經從一個骨性結構的管道即面神經管中透過，這意味著什麼？意味著它的通道特

別狹窄，一旦其周圍的軟組織或該通道中的骨膜出現血液循環的障礙，充血腫脹以後，由於骨性結構的通道沒有向四周擴張的彈性空間，它就很容易被堵塞住，這樣面神經的功能就會因為受到壓迫而出現障礙。所以說，空間對於我們認識到面神經炎的致病機制有著重要的關係。有一次，我在同一天就遇到了三個面神經炎的病人，其中有兩例都是超過四個月沒有治好，為什麼長時間沒治好？就是因為最佳的治療時機給耽誤了。醫生告訴他，第一個星期絕對不能扎針，甚至是前半個月內絕對不能針，持這種說法的理由是，因為面神經正處於炎性充血的狀態，如果用針灸去刺激，容易造成損傷，而且這種損傷是不可逆的。這個說法也有一定的道理，但不完全對。如果我們採取這個方法的話，如果過一兩個星期，等急性炎症期過了再去治，就有另外一個問題，就是它的血液循環出現障礙，導致局部組織或者面神經因為營養缺乏而萎縮。這就產生了一個矛盾：如果不儘早治療，會造成面神經及其周圍組織的萎縮而影響到愈後；如果在急性期針對面神經針灸治療，又會因為針刺的機械刺激而使面神經受到損傷導致難愈的後果，那麼究竟該怎麼辦呢？其實我們掌握了空間的規律，合理的解決的辦法就很容易找到：既然經絡空間是四通八達的，那麼我們為什麼非要在面神經經過的局部即有病的地方去針灸呢？我們完全可以採取遠端取穴的辦法來進行治療？處理這種病的時候，我就告訴病人，第一，治療越早越好，這是肯定的，任何疾病都是越早治療越好，只是我們如何進行早治，從什麼視角入手，採取什麼樣的思路而已。第二，早期治療不能在局部刺激，只能遠端取穴，而且效果非常理想。大家看圖中的這個病人，左圖是治療前拍的照片，右圖是治療一個小時以後拍的，治

療之後他的面部的肌肉的情況就明顯有所改善。下圖是治療了四次以後，他面部的肌肉已經明顯改善了。這個病人一共治了十次就好了（如圖11-9）。

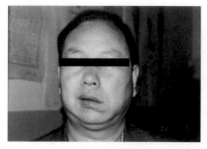
治療前的情況

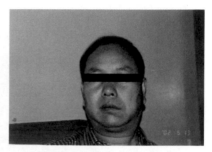
首次治療一小時後的改善狀況

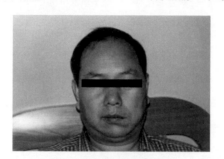
治療了四次後的改善情況

圖11-9　面神經炎患者治療改善情況

　　我創立的針灸方法──「元通針法」用空間的原理也可以解釋得很清晰明瞭，從理論上也完全可以說清楚透過四肢治療面部的疾病甚至內臟的疾病。這種治療在臨床上往往立竿見影，絕大多數治療及時的病人第一次治療就很明顯地改善了，當時就能夠看到臉和嘴能正一點。它就是在於透過對空間的調節，使得面神經受壓的程度得以緩解，從而起到減輕與修復作用。

從空間的視角，我們也可以正確分析面神經炎產生的病因及病理機制。在臨床上，有不少病人患面神經炎是受風寒導致的，甚至有些病人是吹空調導致的。這從實體的病因學來看有點荒誕不經，為什麼受寒會使面神經發炎？為什麼吹空調也會導致面癱呢？現在很多人把面神經炎的病因解讀為病毒性的，顯然這是錯誤的。因為受寒或吹空調之後，頸部、後背、面部這些地方都會因為受涼而導致肌肉的緊張度增高，尤其是當你放鬆下來受風寒或吹空調的時候，比如睡眠的時候吹空調，坐車的時候窗戶開著縫，或者坐飛機的時候頭頂上的通風孔對著頸面部吹，這都很容易出問題，這從中醫角度上來講這同樣是一種「風寒」。這種風寒作用於人體的某些部位之後，就會增加肌肉的緊張度，肌纖維之間的空間就會變得狹窄，那麼它對神經血管的壓迫就要增加，導致血液循環的障礙，然後影響到面神經周圍的環境，導致面神經功能的障礙。

　　明白了空間的原理，在治療面神經炎時，也會變得相對簡潔與準確。我在臨床上治療面癱，一般會在前臂上扎針，大部分病人第一次針灸時就會感覺到輕鬆。為什麼會這樣？為什麼透過對前臂的穴位進行針刺會治療到面部？因為人體中的各種器官組織都是透過一些特定的空間直接相通的，當然面神經也不例外，它周圍的空間同樣有自己的一些規律。當針刺臂部的穴位之後，透過空間的調節作用，面部肌肉的空間就會得到相應的調節，而穿行於其中的面神經的壓力自然就會得以緩解。當對面神經炎的病人問診時會發現，他除了面部不受支配之外，還會感覺頸部及後背僵硬、發緊，有的患者甚至還會頭痛。這些症狀與面神經點的發生都是相關聯的。有些人認為面神經主要是功能性的，它不是

感覺神經，而是運動神經。按這種說法，他只是嘴歪，不會有別的症狀。實際上不是這樣。風寒不可能單單作用到面神經，周圍一點都不受影響。人體是一個宏觀的整體，疾病沒有完全獨立的界限，空間是四通八達的，它既然影響到面神經，很可能是以面神經為主，但是周邊一定會或多或少地受到一定的影響。

我們再來看這個面神經炎的患者（如圖11-10）。右邊是我在為其針灸時同步做的遠紅外的成像的照片，最上面的兩幅圖片是治療前所做，中間的兩幅圖是治療五次之後的圖像，最下麵的兩幅圖是治療了十二次以後的情況，每次都有變化。

另外，如果我們明白了人體空間的規律，甚至還會透過從空間的視角對一些諸如病毒性疾病起到治療作用。例如帶狀皰疹是目前被認為的病毒性疾病，在用現有的方法治療這類的患者時，患者疼痛等相關症狀不容易緩解，另外治療週期長，並且容易留有後遺症或容易反覆發作。我們在治療這類疾病的時候換一個視角，不要把注意力盯在細菌或病毒上。細菌與病毒等致病因素並不是唯一的，作為生命的一種，它們的生存與繁殖也需要一定的環境。我們如果站在一個更高的視角，就不難發現目前在針對這類的疾病的診斷治療時存在的一些疑問：第一，我們每個人的身上其實處處生存著病毒，可是為什麼有人發病，有更多的人就不發病呢？這應該是個體的免疫力的差別。第二，帶狀皰疹有的人在肩膀，有的人在腰部，有的人則在面部。同一個人，發病為什麼會在特定的部位，而別的地方沒有？最大的可能是身體的局部先出了問題，給病毒提供了一個存活和生長繁殖的環境。基於上述分析，我們可以從提高自身免疫力與改善人體患病部位微環境入手來對該疾病進行治療。目前針對帶狀皰疹的治療，西醫現在

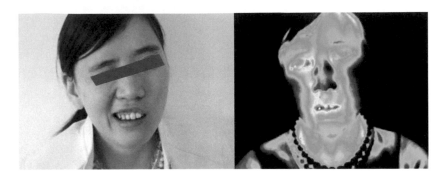

治療前

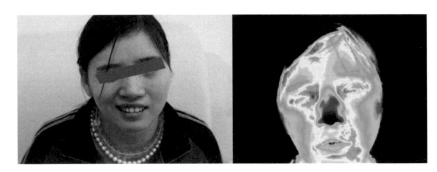

治療後

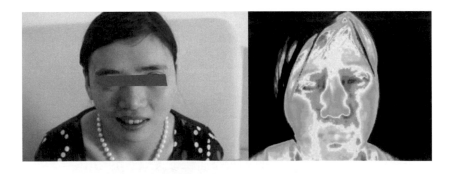

十二次治療後

圖11-10　面神經炎患者治療改善情況

用抗病毒藥物與針對疼痛等症狀的藥物來進行的，實踐證明這些
方法效果都不理想，甚至對某些病人沒有起到有效的治療作用。
而如果我們如果從人體空間的視角來分析該疾病，完全可以透過
空間入手來對疾病的局部環境進行改善，局部的環境一改善，病
毒生存的環境就被破壞了，也就起到抑制或殺死病毒的作用了。
但如果我們忽視了疾病的微環境，就很難真正治癒，因為從疾病
的症狀可以看出，皰疹發病的位置，肌肉都是僵硬、腫脹的，然
後出現一個一個的皰疹，皰疹嚴重了會起水泡。我們用的所謂的
抗病毒的藥物，在這種空間通道不暢通的狀態下是很難到達患
病部位的。因此，在治療該類疾病的時候，我們的思路必須發生
轉變，不能只把注意力盯在病毒上。我治療過不少此類的病例，
治療思路就是打破原有的只針對病毒的方法，而是不針對病毒，
著眼於人體的整體狀態與局部的病態環境，透過對空間的調節改
善局部的環境，對疾病起到治療作用。從空間這個治療的視角來
看，我們對此類的疾病的治療觀點將會發生質的改變，甚至會發
現在整個疾病的形成與治療過程中，病毒不再是第一位的因素，
它更像是疾病的結果，是身體局部微環境發生了異常之後才會出
現的一個結果。當然皰疹病毒在局部繁殖產生的毒素也可以導致
進一步的後果。我們可以這樣來分析該類疾病，即疼痛是由病
毒引起的，那麼病毒又是由什麼引起的呢？由組織異常引起的。
那麼組織異常是由什麼引起的？是由局部的微環境發生異常引
起的。總之，這就像我以前提到過的，找病因就如剝洋蔥一樣，
越剝到最後原因越簡單，例如受寒、免疫力低、局部微循環的障
礙，甚至是內臟的功能強弱、情緒的變化等，都可以影響到外表
的皮膚與肌肉組織，導致其功能與代謝的障礙。如果我們把它們

分析透徹，針對這些根源去調節，治好帶狀皰疹是不難的（如圖
11-11）。

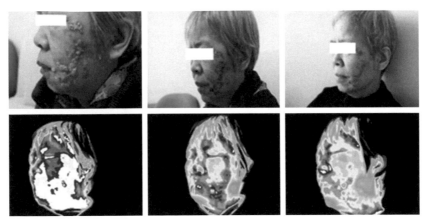

圖11-11　針灸治療帶狀皰疹：左面紅腫疼痛伴出有水泡三天（圖從左到右分別為治療前、治療5次、治療10次後，下為遠紅外成像同步對照）

　　比如我以前在臨床上治療這類疾病時，多採用針灸的辦法，使局部的皮膚與肌肉的空間得到疏通，血液循環得到改善，患病部位的腫脹狀態就可以慢慢消除，其內部的代謝廢物就可以排出來，新鮮的血液就能進入其中提供營養，同時白細胞、吞噬細胞這些能對病毒起到抵抗作用的因素就能夠進入到局部，從而對病毒起到毀滅性的作用。並且這種治療還有一個好處，就是扎上針以後，大部分病人第一次就疼痛減輕甚至明顯不疼了，有的是幾次以後就不疼了。為什麼不疼了？因為神經末梢的敏感程度跟炎症有關，而炎症就是空間被液體佔有所導致的一種結果，用針灸疏導以後，他皮膚的空間改善了，疼痛症狀也就消失了。

　　我們現在無論在診斷疾病時還是在治療疾病時，都有一個

特別大的誤區，就是目前醫學所採用的還原論的思維模式。它只針對實體，針對局部，針對病原微生物，比如針對帶狀皰疹這種病毒，因為這是看得見摸得著的東西。但是這個病症是什麼原因導致的，為什麼病毒能在局部繁殖並造成症狀，它就看不到了，就不去分析尋找了。實際上只針對病毒去治療意義是不大的，效果也不好，這也是很多疾病症狀改善不明顯，治療效果不理想並且疾病容易復發的根本原因。很多帶狀皰疹，機體免疫力一降低就復發，就是這種治療的結果。想一下前面舉的例子大家就明白了，一潭死水不流動，蚊蟲、細菌就會在這裏孳生，臭氣薰天。目前醫學的治療多是用殺滅性的藥物噴灑之後，蟲子、細菌就全死了，水是不能散發臭氣了，但同時水也變成有毒的了。但中醫治療的思路不是這樣的，它考慮的是微生物為什麼能在這兒繁殖？是死水提供了一個細菌孳生的環境，它要做的，是一方面引入活水，一方面把下游疏通，慢慢改善水質，把微生物生存的環境改變，讓微生物沒法在這兒存活。

我們如果瞭解人體空間的規律，一些最常見的普通疾病在治療的思路上就需要我們去改進甚至改變。例如，感冒實際上就是一種由於風寒等自然因素作用於人體皮膚空間之後，使人體內新陳代謝產生了障礙而導致的疾病。皮膚的自我調節能力是很強的，遇到冷它知道收縮，遇到熱它知道舒張。但目前以我們生活的現狀，皮膚的自我調節能力正在逐漸降低。為什麼呢？因為以前人的生活狀態，基本上處於與自然相協調的狀態當中，隨著一年四季的溫度與濕度的變化，人體的各種生理指標，尤其是體溫可以隨著皮膚空間的收縮與舒張進行調節。但現在的人，一年四季基本上處於恆溫環境中，夏天有空調，我們不需要耐受炎熱，

冬天有暖氣，我們不需要抵抗嚴寒。這樣，也使得我們的皮膚自我調節能力產生了惰性，它的自然調節能力下降了。這種自調能力下降的皮膚，如果一旦遇到寒冷的侵襲，必然會難以適應，於是疾病便容易產生了。這也是每一次天氣突然降溫之後很多人感冒的一個重要原因。

那麼一旦得了感冒如何治療呢？現在針對感冒有兩種治法，一種是中醫，一種是西醫。中醫的治療方法也是五花八門的，有的給你辛溫解表，吃熱性發汗的藥物；有的用辛涼解表的藥物，比如桑菊感冒片、銀翹解毒片等；還有更多的醫生給開一些清熱解毒的藥物。當然，差別這麼大的治療原則，不可能都是正確的。究竟哪種治療是對的呢？前面講了，感冒是由風寒導致的，風寒作用於人體表層，早期是因為皮膚和肌肉的空間變得狹窄，導致內熱散發不出去，就會有感覺上火的症狀產生。你吃清熱解毒的藥，當時是緩解了，但實際上並沒有治到真正的病因上。我們需要搞清楚，內熱是什麼原因導致的？內熱是由外表的寒導致的散熱空間被束縛。所以正確的解決方法是把這個外寒去掉，使外在的空間疏通，這才是最關鍵的。清熱雖然能解決部分症狀，但是體內的內熱還在繼續產生。用消炎的藥或者清熱解毒的藥，從嚴格意義上來看，這種治療是不適當的，因為並沒有真正把病因祛除掉，最終導致了一受涼仍然容易感冒。還有部分治療採用了西醫理論的思維模式與治療模式，認為感冒是屬於細菌或病毒感染導致的，而清熱解毒的中藥大部分都是抗病毒和抗細菌的，所以會有用。例如所謂板藍根能抗病毒的說法，這種研究方法與治療思路，對多數人體及疾病的治療是有害無益的。我在臨床上常見到一些用板藍根等寒涼的藥物來治療病毒性肝炎、消化道疾

病及普通感冒的，最後有不少病人不但病好不了，往往容易越治越糟，甚至導致一系列的副作用產生。究其原因，是對生命與疾病的規律沒有弄明白，只是在針對一些症狀與藥物的一些所謂的實驗結果來生搬硬套。板藍根對濕熱的體質確實是很適宜的，但是對那些虛寒體質的人來說，無異於雪上加霜，越治越重。因此真正的中醫治療，是要尋找真正的病因來治療而不是針對症狀或針對結果。有很多的學者總提醒大家要注意中藥的副作用。其實從某種意義上來說，很多時候不是中藥本身的問題，而是錯誤地使用它導致的。我曾經說過，「藥無罪，人之過」。藥只是個工具，要看是什麼人去用。它和手術刀一樣，一個好的外科醫生可以用它來救命，但是放在一個歹徒的手裏，就是殺人的兇器。藥也是一個道理，放在明白的醫生手裏，他能治病救命，放到那種不明醫理的人手裏，不但不能治病，還會加重疾病，甚至要了病人的命。我始終跟我的學生們強調一個基本的治病原理，治病只有兩種可能，要麼你給他治好了，要麼就把病人治得更壞了。治病不像外交辭令，沒有不溫不火的中庸之道，只有好和壞之分。古人總說「膽欲大而心欲細」，什麼意思呢？就是從一個高度來看待疾病，掌握了疾病真正的發病機理，然後你膽才能大，敢用藥，敢治療。其實如果一個醫生能很容易把感冒看好了，很多病的治病原理就搞通了。因為很多嚴重的疾病也和感冒是息息相關的。例如腎病、胃病、鼻炎、肺病，這些都有可能與感冒是同一個原因引起的，只是作用部位與作用程度、作用時間等不同罷了。腎病除了藥物破壞，有很多也是由於風寒導致的，風寒導致腎小球的血液循環的障礙。還有很多是在治感冒期間用藥不當，如普通感冒濫用抗生素，藥物副作用又把腎臟破壞了。另外，老

年慢性支氣管炎，從得病的原因與症狀來分析，大部分人都是由於年輕的時候受風寒一直沒好，最後由於風寒長期作用於肺部，影響到正常的呼吸功能的發揮，最終容易導致肺氣腫、肺心病的產生。

所以，如果我們站在一個更高的視角來看醫學的話，會發現我們以前認識生命及解讀疾病時存在著很多缺陷，尤其是當我們認識到人體中空間的規律之後，從這個視角來看人體規律與疾病規律，會發生很多質的突破。從空間的角度來看，我們要想真正認識一種疾病，一定要涵蓋這麼幾個因素：第一，是什麼原因導致它產生的，這是最最關鍵的。第二，在疾病的發生、發展過程當中，受哪些因素的影響，這也是非常重要的。第三，疾病現在是什麼樣的？這應該與我們最近期所做的一些檢查結果相吻合。但它決定不了明天是什麼狀態，而明天的狀態，取決於今天的治療與今天的生活方式、工作狀態、情緒反應等。第四，我們用什麼措施來干預疾病，能使它往好的方向轉化？有哪些因素不當，可能造成它繼續加劇？

對於一種疾病，如果我們認識到了上述的幾點，那麼才真正的能夠認識到疾病的本來面目，並且我們在治療中也不會無的放矢。這才算是真正認識到這種疾病了。而現在我們僅憑化驗檢查所得出的疾病診斷結論，認識到的僅僅是一個片斷，就像一段錄影和一張照片的區別。我們從一段錄影裏剪出一個畫面，或者抓拍了一個畫面，就認為它是全部，這是很片面的，以此作為診斷與治療疾病的依據，無異於盲人摸象。

認識到空間的規律還有什麼意義呢？從診斷方面來說，因為空間是內外相通的，一旦內臟產生了問題，它可以反映到體表。

我們來看這張圖，這是我們的左胳膊上的一個穴位，叫內關穴，就是箭頭所指的位置（如圖11-12）。這是一個心率失常、伴有心肌缺血二十多年的患者，他的內關穴部位靜脈血管是膨脹的。

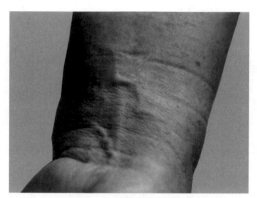

圖11-12　心律失常伴心肌缺血20年患者內關穴表現

內關穴和我們的心臟是相關聯的，如果說左側的內關穴與右側對照有明顯的異常表現（如靜脈部位充血明顯），就要高度警覺心臟的問題。

針對心臟的疾病有診斷意義與治療意義的穴位，還有一個是我們的心俞穴，它在後背第五胸椎旁大約一寸半的地方。有心臟病的病人，如果心臟病有症狀的時候，左側的心俞穴就會壓痛明顯。如果是一個慢性的心臟病患者，他的心俞穴（左側心俞穴）多數病人會有硬結或者硬條出現，甚至會腫脹起來，比右側的心俞穴要明顯。急性的心臟病發作的病人，心俞穴一般是腫脹的，且壓痛敏感。還有膻中穴、至陽穴，這些穴位的異常變化對心臟病都可以起到一定的輔佐診斷作用。有些患有心臟病的人，他的心電圖沒有異常的時候，這些穴位已經很早就出現變化了，我們

知道這些規律以後，就可以用來預防、治療心臟病。

　　有一個病人，他總說自己胃疼，但是我看穴位就感覺他是心臟的問題。他卻說肯定不是心臟的事。我說，行，那我給你針刺一下與胃相關的穴位看看，結果沒有任何效果。而一給他針刺內關穴，馬上就感覺輕鬆了。最後做了個心電圖和心臟造影，發現他的心臟血管狹窄，而且比較嚴重。

　　穴位對於其他疾病的診斷同樣有重要意義。我曾經遇到過一個病例，病人表現為下腹劇烈疼痛，按照普通的下腹痛來針灸治療，結果根本就沒效果。後來我突然意識到，很可能不是腹部的問題，而是另外的問題在腹部的反映。怎麼辦？換一種思路，調整一下穴位，針對腰部來治，按照這個腎經或者膀胱經的穴位來治。結果扎上針之後，馬上就緩解了。我就說你這不是腹部的問題，很可能是腎結石，結果一做檢查，果然是輸尿管結石。所以說有的疾病，僅看症狀難以判斷，不妨用針灸或點穴位的方法試一下，可能很快就能找到真正的原因，從這兒我們也可以看到，透過空間，可以用來診斷疾病，或者做一些診斷性治療來對疾病進行確診。

3

　　上面說的，更多的只是對疾病的診斷，對疾病的治療意義同樣重要。直觀地說，如果我們存在疾病的內臟，直接從實體的視角進行治療時，就必須直接對內臟直接接觸，這樣會有很大的痛苦與危險性，當我們掌握了空間的規律之後，會認識到人體中任何空間都是相通的，透過體表就可以對內臟進行調節。針灸治療透過遠端取穴就可以治療內臟疾病，實際上運用的就是這個原

理。可見，用體表上的穴位來調整內臟，就能夠說明人體空間在治療疾病時的實用價值。

我在臨床上治療過一個心絞痛並且心電圖顯示心肌缺血的病人。到門診來的時候，病人說左胸及左背疼痛，該病人內關穴與背部的心俞穴壓痛都比其他地方敏感很多，先叫病人做個心電圖，顯示心肌供血不足，治療時採取針灸的方法，在他左側手臂的內關穴針灸之後，然後點按他的心俞穴，不到兩分鐘，他的疼痛就消失了。四十分鐘以後，做心電圖也顯示已經完全恢復正常了。這就是透過體表四肢的穴位調整我們內臟疾病的具體病例，掌握了空間的規律，普通醫生做到這些是很容易的。是透過什麼規律來調解的呢？還是空間的規律。空間可以直接把我們的體表、內臟連接為一個完整的整體。透過空間這一特定的通道，可以對內臟的疾病起到直接的治療作用。在中醫臨床上這種運用特別廣泛，古代中醫的針灸病案中，不僅有常見病，也不乏一些疑難雜症，在體表透過針刺或者艾灸的辦法，都能對內臟的疾病起到有效的治療作用。

其實，如何將異常的空間恢復正常，是我們治療疾病的重要原則和前提。西醫的手術也是一樣的，通俗地講，腫瘤就是在本來該是空間的地方長出了一個實體，當腫瘤壓迫了某些器官導致某些功能失常以後，西醫透過手術把它割下來，空間恢復了，疼痛也解除了，功能也相應恢復了。腦梗或血栓也是這樣，我們透過一些溶栓的機制或介入的治療方法使血管通暢了，空間恢復了，疾病也就痊癒了。再如，對於一些動脈粥樣硬化狹窄的血管，我們放一個支架，也是使得現有的空間恢復了。如果我們從空間這個視角來看，西醫所說的炎症幾乎都可以看成是液體滲出

佔有了正常空間的結果。所謂消炎的過程實際上就是恢復空間的過程。從這個意義上來講，西醫的很多治療仍然在於對人體中失常的空間進行恢復。

如果從這個視角來診斷或治療疾病，我們會發現，很多看起來很複雜的問題會變得簡單清晰，可以避免走很多的彎路。就拿剛才說的炎症來說吧，在很多人的意識裏，病人咳嗽就是有炎症，有炎症就要消炎，消炎就要用抗生素。但這樣的直線性思維是非常錯誤的，幾乎每一個環節都會出現錯誤。第一，咳嗽就一定會有炎症嗎？說不定是其他因素刺激呢？第二，有炎症就要消炎嗎？如果解除了導致炎症的病因，就不一定非要針對炎症部位進行消炎治療。第三，炎症都是細菌感染嗎？更不一定了。很多的炎症僅僅是血液循環不通暢的一種狀態，而並非是細菌感染導致的。當然，很多慢性炎症部位，隨著時間的延續肯定會有細菌或者病毒的過度繁殖。但是我們人體生命本身就是細胞和微生物同生並存的超級生物體，人體中的細菌或者病毒等微生物的細胞數量，約是我們的身體正常細胞的十倍。正常情況下，人體的內環境中各種組織各種器官或者各個細胞均與其周圍存在的微生物和諧相處，不會因為有細菌病毒等微生物的存在而導致疾病的產生。如果某一個地方出現炎症，血液循環出現障礙，上述這種平衡就被打破了，這樣，一些抗體或細胞便不能抑制細菌的過度繁殖，那麼炎症的部位就成為細菌生存和繁殖的場所了。

可見，某些炎症的產生實際上是一個前提條件，而細菌繁殖則只是一個結果。如果我們把細菌當成是導致炎症的原因，那是因果關係的顛倒。所以我們一定要弄清楚，炎症是怎麼回事，微

生物是怎麼回事。當然我們同樣也得承認一個問題，就是隨著細菌的繁殖，產生的毒素可以加重我們身體的症狀，也會導致炎症的加劇，但這與我們前面對炎症的認識是不矛盾的。

我們可以直觀地從病例入手來探討炎症的治療問題。在門診上，我遇到過一例頸背疼痛的病人，他的右側頸部和背部疼痛、腫脹得很嚴重，甚至不敢觸碰。我在為該病人治療的時候，在他右手的外關穴旁邊取了一個穴位進行針刺，結果四十分鐘以後他手臂上出現了很多小汗珠，他的炎症就消了，腫脹慢慢就變軟了，疼痛也消失了。這就是透過空間來治療的，治療效果和治癒的速度比預想的還要快。

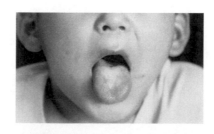
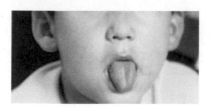

圖11-13　遠端取穴治療後舌苔的變化

有一個兒童，咽喉和耳部脹痛，大便不通已經三天了。我們看這個圖，這是當時上午來就診時患兒的舌根部位的舌苔（如圖11-13）。我給他治療時採取了針灸的辦法，取了三個穴位，

第一針是在胳膊上取的穴，另外兩針是腿上取的穴，結果剛把這三個穴位針灸完後，這個孩子當時嗓子和耳朵就不疼了，當天晚上回去大便就通了。第二天早晨舌苔就退掉了。從這個治療過程中，我們可以看出，第一，中醫治療並不慢；第二，對於某些炎症的治療，不用抗生素效果同樣非常好，甚至比用抗生素效果還快。第三，我們的內臟和體表是有關聯的，透過空間的治療可以對內臟起到直接的調解作用。

由此可見，中醫的很多治療，實際上都吻合了空間的規律。很多治療的方法，正是透過對人體空間的調節與改善而達到治療效果的。如果我們認識到空間的規律，在治療上就可以走捷徑，也可以改變我們在臨床上的很多治療思路，並減少很多誤區。

目前臨床上誤區有很多。

第一個誤區就是實體性的思維模式。對於檢查不出來的疾病我們往往不承認，或者沒有意識，一旦檢查出來，也只是直接針對實體去做文章。認識到了空間的規律後，這個思路就應該被調整了。

第二個誤區就是對抗性的思維。把細菌當成假想敵來進行殺戮式的治療，當我們認識到人體更深層面的規律之後會發現，很多細菌感染的地方，實際上是局部先出現了異常才會有細菌繼發性感染的，而局部異常的出現，往往是先空間層面出現異常，漸漸導致了組織的器質性變化。

第三個誤區就是直線性思維。就如前面說的，咳嗽就是有炎症，消炎就得用抗生素。如果我們換個視角來看疾病，無論從對疾病病因的認識還是從治療的方法上，都會得到改善。

第四個就是因果關係的顛倒。像前面講過的腦萎縮和頭疼

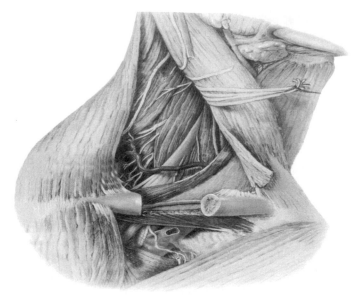

圖11-14　頸部神經和血管

的關係，在認識到空間的規律以後，這種邏輯錯誤是不可能發生的。

　　可見，當我們認識到空間理論的規律之後，無論對我們治療的思路、診斷的視角，還是治療的方法，都會產生很大的影響。

　　當我們認識到空間規律之後，對很多常見的疾病解讀診治也會發生很多的變化甚至發生質的改變。大家都知道，頸椎病是最常見的疾病。我們到醫院去檢查，有些醫生往往說是椎間盤的問題，或者是頸椎生理彎曲改變，還有的是椎間隙狹窄、骨刺、骨質增生等，遇到此類情況，很多醫生建議病人進行手術治療。那麼，這些是不是真正的頸椎病的原因？這些頸椎病人需不需要做手術？

　　首先我們看頸椎病的症狀。無論是疼痛，眩暈，還是麻木，

所有的症狀無非是兩種組織受到壓迫：一個是血管受到壓迫會引起一些缺血性的症狀產生，一個是神經受到了壓迫，導致周圍神經系統的症狀產生。當這兩種組織受到壓迫以後，會表現出很多各種各樣相應的症狀產生。那麼它們又是受到什麼壓迫的呢？

這是頸部的一個解剖結構（如圖11-14）。皮膚下面是肌肉、神經和血管組織，藍顏色的是靜脈血管，紅顏色的是動脈血管，黃顏色的是神經組織。當我們一層一層的剝離開表皮的組織，最後到頸椎最深層之後，我們會發現，頸部的所有神經和血管，無一例外的都是在肌肉的縫隙裏穿行的。這意味著什麼？只要肌肉緊張度增高，就會壓迫到這些血管或者神經，導致相應的症狀產生。也就是說，導致我們頸椎病的原因，除了我們目前所關注的椎間盤或骨質增生之外，很可能更多的真正原因是由於肌肉等軟組織緊張度增高引起的。

大家可能還有疑問，那麼椎間盤突出呢？還有生理彎曲改變、椎間隙狹窄等等又是怎麼回事？首先，我們看生理彎曲。脊柱實際上是由各個椎體疊加所形成的一個杆狀結構，它的前後左右，均是由肌肉組織牽引著，也就是說，脊柱的生理彎曲的變化，是受到其周圍的肌肉影響的，如果左側的肌肉緊張度高，它會牽拉頸椎向左側偏曲，生理彎曲就會發生改變。同樣，前邊和後邊的肌肉緊張度增高，也會發生相應的偏曲，這就是頸椎生理彎曲改變的一個最重要最直接的原因。如果脊柱的生理彎曲長期處於不正常狀態，勢必會影響到兩個椎體之間的椎間盤，使之向一側膨出或突出。所以從這個角度我們來分析椎間盤突出或脊柱生理彎曲改變等目前我們認識到的所謂頸椎病原因，實際上並不是病因，有的只是結果，而有的與症狀並不存在真正的因果關

係。我們如果改變了頸椎部位的軟組織的緊張度，血液循環就會得到相應的改善，神經的壓迫也會被解除，很多疾病就會隨之而消失，也就不需要手術了。相反，即使我們做了手術，還是不注意對頸椎的保護，不改變我們的坐姿，不去避免風寒對頸椎的影響，導致頸部肌肉緊張度增高的因素依然存在，即便當時因為手術使症狀得以緩解，時間長了還是會復發。相反，認識到這些，會使一些原來被認為必須透過手術來解決的頸椎病透過安全簡單的治療得到治癒。這也是我在臨床上治癒很多被認為必須透過手術才能解決的頸椎病的原理。

4

如果我們真正認識到了人體中的空間及其規律，不但可以在診斷疾病與治療疾病中起到質的改變，還可以在預防疾病過程中起到指導作用。如果我們身體中各個層面的空間保持通暢狀態，那機體不可能會生病。

比如，如何預防最常見的頸椎病呢？我曾問過來門診就診的很多病人，雖然都在做一些預防的方法，但大多數的預防效果並不理想。例如有病人說按照某些專家教的方法，用頭寫「米」字，但寫了很久頸部仍然不適，尤其是頸背部位仍然感覺僵硬發緊，稍一受涼會感覺疼痛。為什麼這種用頭寫「米」字的方法效果不明顯呢？我們從人體頸背部位的解剖結構上找原因就不難找到答案。這是頸背部位的解剖結構圖，從圖中我們可以看出，頸部的肌肉與背部的肌肉是連成一片的，它們是一個肌肉群（如圖11-15），相互是一個整體，也就是說，如果我們只鍛煉頸部的肌肉而沒有注意到背部的肌肉，尤其是我們後背肩胛之間的肌肉

緊張度增高的話，頸部的肌肉就不可能放鬆下來。說到這裏，大家可能已經知道應該怎麼去預防了。我們除了要運動頸部以外，還要使背部的肌肉保持良好的彈性，這是預防頸椎病的前提。我曾經在臨床上治療過一個頸椎病的患者（如圖11-16），當時有幾家醫院的專家都說已經很嚴重了，必須做手術。我當時就用上述思路來給他治療的，把肌肉的緊張度解除，第一次治療他的症狀就消失了，一共治了不到五次就痊癒了。可見，我們一旦認識到空間的規律，對我們診斷、治療和預防疾病有著決定性的幫助，甚至會使我們的醫學思路產生重大的轉變。

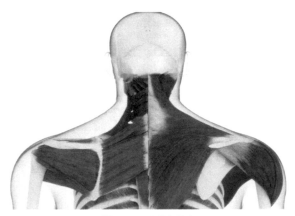

圖11-15　頸背部肌肉

　　人體中的空間是有層面的，如消化系統、呼吸系統這是一些比較直觀的大空間，並且這些空間與外界聯繫在一起是開放的；血液循環系統、淋巴系統的空間，是相對封閉的，在它相對封閉的系統內，運行著生命所需要的一些精微物質；神經系統如果從空間的視角來看，它裏面仍然是相對封閉的，對人體的各個層面

起到支配調節作用。還有一些空間系統，就是人體中各種組織、各個器官、各個細胞乃至各個分子之間存在的空間，這些空間是不規則的，雖然它們經常被遺忘，但它們仍然在人體的新陳代謝中起著重要作用，甚至是決定性作用。保持各個層面的空間正常通暢，是維護健康的前提。例如，血管的空間保持通暢，是維持身體健康很重要的一個層面。

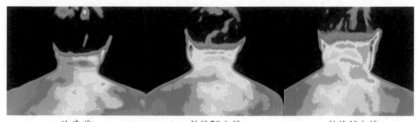

治療前　　　　　　　針後20分鐘　　　　　　針後40分鐘

圖11-16　蘇某，男，52歲。左頸背部疼痛兩年餘，疼痛加重並伴頭暈半年。兩年中，多次做其他治療效果不理想。在左臂取穴針刺後二十分鐘，頸背疼痛消失，頭暈亦消失。上圖為患者針刺過程中遠紅外熱像儀成像對照。

我們看這個圖，這是血栓形成的一個模型圖（如圖11-17），從圖中我們可以看到，血栓的形成也是一個從無到有，從小到大的過程。從空間的視角來看，它就是正常的空間被實體漸漸佔有的一個過程。動脈粥樣硬化，也有類似這樣的過程。一旦我們瞭解了這個過程，就可以根據一些特定的機理來預防這類疾病的發生，因為人體內臟及組織透過空間的特定通道會與體表一些特定的穴位相對應。從疾病預防的角度來看，如果人體任何一個層面任何一個部位的空間失常，在沒有器質性疾病形成之前就明顯有空間的異常資訊產生了，能夠及時地認識到空間的規律，並能從這些資訊中明確人體哪些部位出現了問題，早期預防疾病

是可能做到的，有很多疾病可以被消滅在萌芽階段。

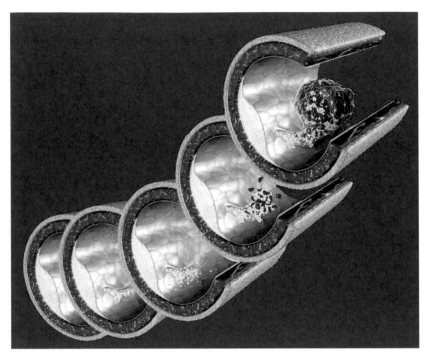

圖11-17　血栓形成模型圖

12 細菌是我們的敵人嗎

　　我們知道嗎？在我們的身體中，細菌等微生物細胞的數量是我們人體細胞數量的十倍。

　　還有一個問題擺在我們眼前，就是由於濫用抗生素而導致的細菌的耐藥性。

　　研製一種新的抗生素週期是很漫長的，需要十年、二十年甚至更長的時間，而細菌對新藥物產生耐藥性只需短短幾個月。

　　無論細菌來源於何方，都只能是在身體內部環境受到損害以後才有可能導致疾病的產生。

　　抗生素如果再繼續濫用的話，我們將面臨的結果是無藥可用。

　　其實，很多時候細菌並不是真正的病因，而只是我們認識治療疾病時的一個替罪羊。

　　前面談到，空間和人體疾病診治的關係問題，那麼從空間的視角入手是不是對細菌和病毒性的疾病也能起到治療作用呢？在臨床上我們經常會遇到一些細菌和病毒引起的疾病，這一類疾病

能用空間的理論來解決嗎？要真正認識細菌、病毒等微生物到底對人體會造成多大的影響，以及與疾病的關係，我們首先要弄明白一個問題：細菌是否一定是我們的敵人？是不是一定需要採取殺戮式方法來消滅它們才是治療的唯一手段？

1

有學者研究得出這樣的結論：我們的身體大約由10^{14}個細胞組成，當然這是一個大約的數值，而在我們的身體當中，細菌、病毒等微生物的細胞數有多少呢？大約有10^{15}個。也就是說，我們人體細胞和細菌等微生物的細胞數量比例，是1：10的關係。換句話說，我們的身體當中存在的細菌、病毒等微生物，比組成我們身體的細胞還要多。從這個意義上來講，我們每一個人都是人體細胞和微生物共同構成的超級生物體。如果我們把細菌和病毒這一類的東西消滅的話，我們的身體還會存在嗎？再者，假如細菌或病毒等微生物確實能對我們的生命造成嚴重的危害，人類根本就不可能存在，因為這個地球上早在人類出現若干年前，細菌和病毒就存在了，所以把細菌或者病毒當成敵人，這個思路是有問題的。由此，我們一定要清醒地認識到一個事實：細菌永遠不可能被消滅，就像我們自己永遠無法消滅自我然後成為勝利者。

當然，大家可能要說，抗生素產生以後，不是有很多的疾病被治癒嗎？的確，自青黴素誕生以後，確實對不少感染性的疾病起到了治療作用；但是我們也應該很冷靜地認識到，到目前為止，很多感染性的疾病可以透過抗生素來治療，但是細菌的耐藥性也慢慢地產生了，而新一級的、對我們身體危害更大的細菌或

病毒也產生了，比如愛滋病病毒等。這意味我們的思路還是有問題。在醫學發展史上，類似的感染性疾病，完全可以用中藥、針刺或者艾灸的方法，使疾病痊癒。這樣的例子非常多，如果大家感興趣的話，可以查閱一下古代這方面的中醫著作。

2

　　另外還有一個問題擺在我們面前，就是由於濫用抗生素而導致的細菌的耐藥性。有專家早就針對抗生素濫用現象提醒過我們，如果現在我們仍然不對抗生素的濫用加以限制，不久的將來，我們將很可能面臨對感染性疾病無藥可用的局面。為什麼這麼說？因為研製一種新的抗生素的週期是很漫長的，需要十年、二十年，甚至更長的時間，而細菌對新的藥物產生耐藥性只需短短幾個月，或者更短的時間。為什麼？原因很簡單，因為細菌或者病毒，它作為一種很小的微生物，是很簡單的生命體，它要完善自己來產生耐藥性，比複雜的生物體要簡單得多。就像大海中航行的船隻，航空母艦要掉頭比較困難，而小船要掉頭，很迅速、很簡單、很靈活。這就意味著，面對細菌和病毒，如果我們不調整思路的話，總是把關注點放在抗生素上，前景必將是很多與細菌相關的疾病無藥可醫或者無藥可用！

3

　　隨著細菌耐藥性的增加，我們研製的抗生素的殺傷力也會越來越大，這就意味著藥物對人體導致的副作用也會越來越多，害處也會越來越大。所以我們弄清楚細菌致病和人體生命的關係對於疾病的診斷與治療具有非常重要的意義，細菌真是導致疾病的

根本原因嗎？這是一個非常關鍵的問題。

　　首先我們來看一下，關於細菌和人體環境的終極對話，我為啥要說終極對話？這涉及到兩個同時代都很偉大的學者。一個叫克勞德・伯納德，他是法國19世紀偉大的生理學家，他認為，無論細菌來源於何方，都只能是在身體內部環境受到損害以後才有可能產生疾病！通俗地說，細菌想要危害你的身體，必須是身體先出問題才有可能導致你受到危害。另一個是我們熟悉的路易士・巴斯德，也是法國人，是法國微生物學家，近代微生物學的奠基人。他也是現代臨床醫學的創始人之一。當時他就不認可伯納德的觀點，他認為細菌和微生物就是導致人體疾病的原因。但是研究了若干年之後，在他去世之前，他才說了這樣一句話：「伯納德對了，細菌什麼也不是，環境才是一切！」也就是說，最後他才意識到，我們不能簡單地對付細菌，而是要考慮我們身體的內部環境，如果環境改變了，細菌就失去了生存、過度繁殖的環境。

　　澳大利醫學家羅斯・霍恩的《現代醫療批判》一書指出，醫生認為致病的原因，可能是某種細菌和病毒，可是一旦使用高倍顯微鏡來驗血，就會令人困惑地發現，血液中呈現出多種微菌不能始終保持恆態。血液越是變質，出現的微菌就越多。這種增殖，不是致病的原因，而是生病的結果。也就是說如果用顯微鏡觀察我們的血液會發現，血液裏的雜質越多，滋生細菌、病毒的速度就越快。這說明一個問題，我們身體裏微生物的數量，不可能保持一種恆定狀態，因為它們的生存依賴於我們身體這一大環境，也就是說，我們給它們提供一種什麼環境，它就呈現一種什麼樣的生活狀態，在血液裏是這樣，在身體其他的地方也是如

此。我曾經看過一個資料，說有一個研究微生物方面的學者，一生都在研究腸道的微生物，在研究過程中他發現，對於腸道的微生物，不同的人會有不同的種群。不同的人，腸道微生物的數量和它的增殖率是不一樣的；就算是同一個人，在不同的身心狀態下，其腸道微生物的數量也是在變化著的。這就說明，環境決定微生物是否出現，以及決定微生物出現的數量。如果只是簡單地透過殺戮式的方法對待病毒和細菌，就違背了我們生命的規律，也違背了微生物和我們人體共存這個基本規律。

因此，我們要想真正把細菌性疾病和病毒性疾病的規律認識清楚，對其從根本上進行治療的話，首先就要認識到細菌、病毒和人體的關係，這樣我們在治病的時候才會達到理想的效果。因為導致我們身體疾病的，或者是導致我們身體疾病加重的，雖然細菌等微生物是很重要的因素，但不僅僅是細菌或病毒，還有我們身體本身。我們在針對細菌和病毒進行治療的時候，首先要關注的是我們身體本身，其次才是關注細菌、病毒這些微生物等。

在人類研究細菌的歷史上，醫學家們曾經做過很多實驗，其中比較著名的試驗是德國慕尼克大學的74歲的醫學專家馬克斯·馮·佩騰科費爾做的一次實驗。當時霍亂在西方肆虐並死了很多人，提起霍亂人們皆有談虎色變之感，但佩騰科費爾認為，導致人死亡的原因不僅僅是霍亂弧菌，還有人體的內環境。認識到這個問題以後，他當時就做了一個令這個時代的人們吃驚的試驗，當著所有學生的面，把培養出來的濃度很高的一杯霍亂弧菌液體喝下，並且為了使這個霍亂弧菌能迅速起效，他還專門喝了些蘇打水來中和胃酸，因為他擔心胃酸會把霍亂弧菌殺死，影響

實驗的效果。當時很多人認為他必死無疑了，但是隨著他喝完這杯霍亂弧菌之後的時間延續，並沒有發生像人們想像的那麼壞的情況，先是有些腹瀉等不適反應，但最後他沒有使用任何藥物，就是靠他自己身體和霍亂弧菌之間的較量，只有幾天的時間，病就自然治癒了。這就說明，只要我們的身體內環境穩固，一種單純的細菌是很難對我們的身體造成致命危害的。大家可以回想一下當年的非典，當時提起「非典」這二個字也同樣是談「非」色變，但「非典」過後北京市有關部門對180個因為「非典」死亡的病人做解剖研究的時候發現，這些因「非典」死亡的病人中，132例病人有一種以上的基礎病。據此，我們是否可以這樣來認識一種疾病的發生和發展呢？就是這些人本身先有的疾病導致了他身體免疫力的下降，然後一旦感染了「非典」病毒，容易使這種病毒在體內找到一個適合它生長繁殖的內環境，才導致疾病的發生。因為這些病人對「非典」病毒的抵抗力肯定比正常人要弱，最後「非典」病毒才會在他身上繁殖，導致一系列的危害，直到死亡。

我們還可以從另一個角度來思考這個問題，「非典」肆虐時，很多人是在一個環境當中，甚至同在一個辦公室內，大家呼吸的空氣是一樣的，因為非典病毒是透過空氣傳播的，傳染的機會也應該是均等的，但是有的人，因為感染病毒就死了；還有的人只是有點發燒就沒事了；而有些人，就是咳嗽幾聲、發燒都沒有；甚至還有的人，連咳嗽都沒咳嗽。同樣面對「非典」病毒，為什麼差別這麼大呢？還是與自身的身體素質有關係。有的人身體本身的環境適合病毒的繁殖，有些人身體素質好，對病毒就會有比較高的免疫力。

所以，我們對細菌和病毒性疾病要有正確的態度，現在，大家對一些傳染性疾病，往往是恐懼到談虎色變的程度。例如乙肝病毒，前段時間我看過一個資料，我們國家在對付乙肝病毒上所花的費用非常之巨。在這種針對乙肝病毒所進行的殺戮式的治療中，很多病人所承受的不僅僅是高額的醫療費用，也不僅僅是藥物帶來的副作用，還有久治不愈以及談「病毒」色變所造成的一種心理的恐懼與障礙，同時還有周圍人對該類病人的歧視。那麼針對這一類的病例，應該如何認識如何處理呢？我們不應該簡單地對乙肝病毒進行殺戮，而是要換一個思路，想想乙肝病毒為什麼會在我們的身體當中滋生。假如你的肝臟本身就有一些血液循環的障礙，它的免疫力比較差，那就為乙肝病毒的過度繁殖提供了機會。像這種情況，我們對肝臟或者對病人身體的內環境來進行調節和改善，乙肝病毒就會失去生存和繁殖的條件。相反，如果只針對乙肝病毒來進行殺滅的話，就意味著這些藥物會對我們本來就很脆弱的肝臟造成重複損害。現在治療乙肝用的是多數是些抗病毒的藥物和一些免疫抑制劑等，甚至包括我們有些醫生用中藥治療此類的疾病，也並不是根據中醫的原理來根據體質辨證施治，而是針對病毒來治療的，比如在某些研究中發現的一些清熱解毒的藥物能對乙肝病毒產生殺滅或抑制作用等。但是這些治療中所用的多數藥物都會對肝臟和消化系統造成危害。肝臟一旦受到損傷，乙肝病毒的生存環境反而會變得更加安全了，不但治不好，反而容易造成更嚴重的後果。所以很多的這一類的疾病，如果治療思路不對，是很容易起反作用的。

　　那麼，為什麼細菌和病毒性的疾病很多時候會久治難愈呢？還有一個原因，就是生病部位的內環境出了問題。一般情況下，

患病部位的微循環都是比較差的，我們知道，我們在治療中所用的任何藥物都必須透過血液循環到達患病的部位，如果局部有炎症，那微循環不可能很好，藥物也就很難依靠血液循環到達病灶。所以在這種情況下，用藥再正確也起不到治療的作用。上述情況如果我們從空間的視角來看，治療疾病的關鍵還在於是否有一個正常空間這個前提。如果人體的空間不通暢，用藥無效是肯定的。通常我們身體感染的部位是因為血液循環不暢，所以腫脹。藥物只是進入你的身體而無法抵達病灶，所以我們會發現有不少患者採取用抗生素殺滅病毒之類的治療方法，不但起不到真正的治療作用，反而容易對我們的身體造成更多的危害。

輸液作為醫學治療的一種手段非常普遍，甚至治療普通感冒也讓病人輸液，並且以抗生素居多，這是非常錯誤的。在中國抗生素的使用中，據某些機構統計顯示，外科手術占了95％，住院的病人超過80％，門診的感冒超過70％；而國外的平均水準是30％，英國更少，才22％。可見，對於抗生素的使用，國外同中國相比還是比較保守的。2011年7月，國家衛生部下發了一個文件，就是專門強調避免濫用抗生素。如果我們嚴格掌握抗生素的使用指症，就會避免很多因濫用抗生素導致的惡果。在中國，每年約有3萬兒童，因為濫用抗生素而導致耳聾，其中40％是由於使用抗生素不當導致的。在國外一些發達國家，這個數值才占0.9％，差別太大了。而中國每年因為抗生素不良反應而導致直接死亡的人數是8到10萬，間接死亡的是50萬。為什麼說是間接死亡？就是我們不該用抗生素的時候濫用，結果就導致了耐藥菌的產生，耐藥菌一旦產生，真正該用抗生素的時候，根本就不起作用了，我們只能眼睜睜地看著病人因感染而死亡。所以，抗生

素如果再繼續濫用的話，我們將面臨的結果是無藥可用。可喜的是，已經有越來越多的人意識到這個問題了。

4

那麼，細菌、病毒性的疾病，是不是必須要用抗生素來殺滅，才能起到治療作用呢？也不一定。我給大家看幾個案例，這是我在臨床上治療帶狀皰疹的兩個案例，帶狀皰疹是典型的病毒性疾病。

第一個案例是，這個腰部帶狀皰疹的病人住院有半個多月了，結果還是疼得睡不著覺，用了很多藥物，效果都不明顯。在我的門診上，我給他扎了兩次針，第三天他就不怎麼疼了，一共治了二十二次，他就痊癒了。

還有一個病人，她的帶狀皰疹是長在臉上的，發病的時候特別疼，我向她建議用針灸，針灸的當天，她就再也沒有疼過。一共治了十次，同時還給她做了遠紅外的檢測。每次治療完以後，無論是她的主觀症狀的改善還是客觀的遠紅外檢測，她的變化都是比較明顯的（見第11章圖11-11）。

為什麼簡單的針灸就可以對病毒性的疾病起到治療作用呢？有一次在中央電視臺做專訪的時候，主持人問過這樣的問題：您是用針把病毒扎死的？我說：這是一個治療思路的問題，舉例來說吧，如果你讓我殺死一棵樹，我如果只知道拿著刀和鋸去把這棵樹砍死，那是最笨的辦法，也不是治本的辦法，因為只要它的根還在，它還可以發出新芽來。我採取的是一種更為簡單的方法，就是斷絕這棵樹的所有水分和養料，最後這棵樹就自生自滅了，不需要我來動斧動鋸了。其實我們對待細菌和病毒也是這

樣，從改變它的生存環境入手，讓它們像那棵樹一樣自生自滅就可以了。這才是解決問題最簡單的，同時也是最安全的辦法。

大家也許會問，那些細菌死了嗎，它們還存在著嗎？其實，只要是我們的病好了，所有的生命功能正常，不影響到我們身體正常的運行，它的存在或不存在還有意義嗎？況且，細菌是可以和我們共存的。

治病過程中，一旦過於關注一些有形的東西，就會忽略很多無形的東西。這種有缺陷的臨床思路在現代醫學中比比皆是，例如我們在消化道內發現幽門螺旋桿菌之後，我們便把它當成了導致胃炎、潰瘍病甚至胃癌的元兇，而其他真正導致消化系統疾病的原因，卻被我們忽略了。像暴飲暴食、情緒的障礙、藥物刺激、長期酗酒等，都可以導致胃粘膜的直接損害。我曾經有個朋友到醫院裏去，化驗出了幽門螺旋桿菌，他就很擔心，我對他說，你只要不再亂吃東西、少喝酒就好了。為什麼？因為他喝酒的自控力很差，經常喝到吐酒，甚至有一次吐出來的東西都是帶血的，這樣的生活習慣怎麼會有一個健康正常的胃呢？而一個病態的胃部環境如果有幽門螺旋桿菌的孳生也就很正常了。

實際上，很多時候細菌只是我們病因的一個替罪羊。我為什麼這麼說呢？因為有幾個問題需要我們清晰地認識到。一是先有了幽門螺旋桿菌的感染還是先有了胃部的疾病？二是有很多胃病，是有明確的原因的，例如暴飲暴食、藥物刺激、情緒緊張等。而這類的胃病，即便有幽門螺旋桿菌的生長，也不能把主要病因歸之於它；三是有不少患者在治療時，幽門螺旋桿菌全部殺死了，檢驗陰性了，但是胃病的症狀仍然存在；四是有些臨床治療，不針對幽門螺旋桿菌，而是透過中醫辨證施治的方法，讓患

者注意飲食衛生，避免有害藥物刺激等，改善之後，疾病自然會消失。所以從這個意義上來說，幽門螺旋桿菌的發現，對於胃病的治療意義並不是很大。相反，在治療胃病的過程中，殺滅幽門螺旋桿菌的藥物，本身對胃是有損害的，所以有些病人在治療胃病時，如果用殺滅幽門螺旋桿菌的療法來治療的話，症狀反而會加重。

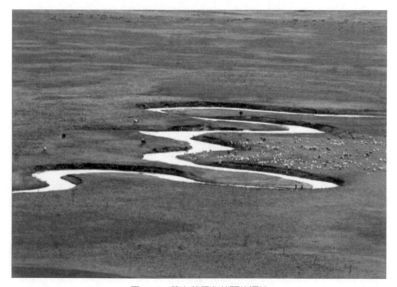

圖12-1　蒙古草原上美麗的河流

那麼針對病毒性疾病或細菌性疾病，應該如何來治療呢？我們看看這兩個圖片，圖12-1是蒙古草原上一條美麗的河流；圖12-2是我們在顯微鏡底下看到的人體微循環。一條河流一旦被堵塞，水無法流通，時間長了就會變臭，各種微生物就會在此孳生，由此造成對環境的污染。解決的辦法有兩種：一種是用農藥

殺滅其中的微生物，結果是微生物肯定會被殺滅，空氣便不像原來那麼污濁了，但是，除了微生物，周圍很多有用的東西也會因此同時被殺滅，水源也會同時遭到污染。另一種方法是恢復草原的原生態，讓河水能繼續流動，它就會慢慢地自我清潔，河水還可以繼續為我們飲用，牛羊還可以依然在這兒放牧，後一種當然是我們最希望看到的結果。我想用這個道理來告訴大家，我們如何用自然生態的辦法，來避免殺戮細菌或病毒的對抗性的治療，以求最大限度地保護我們身體的內環境。其實治病也是一樣的道理，一定要治到根子上，不能夠簡單、粗暴地採用殺滅方式來進行。

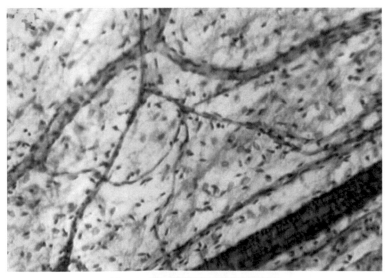

圖12-2　電子顯微鏡下的微循環運形圖

13 治病要治根

一個人的身體健康與否，僅僅各個器官、各種組織都正常是不夠的，它們之間的協調必須正常。

如果某一個器官虛弱，勝任不了它的工作，就會影響到整個身體的狀態。

一旦找準了身體中的「短板」，就要持之以恆地去完善它，定會對身體、整體的健康狀態起到提升作用。

內臟才是人體新陳代謝與健康的根本。

最值得現代醫學追尋的是對生命的尊重，絕不是對資料的盲從。

前面談到細菌和身體的關係，那麼，治病的方法多種多樣，到底什麼樣的治療才是最根本的治療？

1

首先，什麼是病根？根據我在臨床上的經驗，病根分為內因和外因兩大類。內因主要是我們體質本身存在的一些缺陷，或者說體內有與生俱來的弱勢器官。這個問題可以用「短板效應」

來形容。「短板效應」是美國管理學家彼得首先提出來的，意思是說，一隻木桶盛水量的多少，最終取決於木桶最短的那塊木板。在我們的身體中，這個道理也同樣適用。我們的身體是由各個器官、各種組織組成的，一個人的身體機能要想發揮正常，各個器官、各個組織功能必須協調正常。如果某一個器官虛弱，勝任不了它的工作，就會影響到整個身體的狀態。那麼這個弱勢的器官，就是我們身體的「短板」。我們該怎麼辦？當然要對這個「短板」進行培補。

　　首先我們要弄清楚，每個人身體中的「短板」是不一樣的，這跟遺傳有關係。例如父母肝腎虛，子女的肝腎也會偏弱，這樣的病人在後天養護中，就要針對肝腎進行培補。有些父母脾胃虛弱，下一代的脾胃也會比較弱，就要針對脾胃進行培補。

　　其次我們要注意，針對身體臟器的培補，不可能像解決某種疾病症狀那樣解決得那麼快。就像我們頭疼時，吃兩片祛痛的藥就會在短時間內消除或緩解症狀。但是，針對「短板」的培補需要時間。因為它針對的是一個弱勢器官，其細胞代謝需要一個漫長的週期，用藥治療措施都要得當，才能使弱勢器官逐漸向好的方向發展並恢復正常，這一點很重要。但我在臨床上遇到過很多人在治療的時候容易失去耐心，總說怎麼還不好，我都吃了幾十副中藥了。我一般會耐心解釋，培補是需要時間和耐心的，你才吃了幾十副中藥就著急了？我們不要拿今天和昨天去比較，而是需要拿這個月和上個月比較，如果感覺身體素質越來越好，就說明治療的思路和方法是正確的，應該堅持下去。尤其有些慢性病需要的週期更長，甚至要按年來計算。大家想一想，這些幾十年的老毛病，怎麼可能在短時間內就治好呢？生命有一定的規律，

器官、組織與細胞的功能代謝也有一定的規律，要修復它並使它變得與其他的器官一樣的強壯肯定需要一定的時間。

在針對這一類疾病的調養時，我常給病人講「掘井效應」。比如我們想挖一口井，本來挖100米的時候才會出水，如果只挖到50米沒出水，你就認為這個地方不可能出水了，然後換一個地方，又掘了80米，認為這裏也沒水，又換其他的地方。結果累計起來用的時間比挖100米要多得多，很可能就差1米就出水了，但是你斷定這裏不可能出水而沒有堅持下去。治病也是這樣，如果我們認為路子是對的，找準了你的「短板」，就要堅持不懈地努力下去，一定會有奇蹟發生。我在臨床上經常遇到這樣的病人，本來就快給他治好了，能鞏固住了，他卻自認為沒事了，或者覺得見效慢，又換了別的醫生，用別的治療方法；過了一段時間，效果不好又回來找我，結果前功盡棄，只能從頭再來。

第三，認識到短板問題以後，有些疾病就很容易解決了，包括我們認為無法根治、需要終生服藥的一些疾病。例如我在門診曾遇到過數例有類似經歷的高血壓病人，開始被診斷出有高血壓病之後，醫生告訴他要終生服藥，吃了幾年以後，就覺得自己的血壓怎麼總是不穩定？於是就換藥，過了一段時間又不穩定了。醫生也沒有辦法了，就會問，你父親有沒有這個病？你母親有沒有這個病？甚至還問到你爺爺有沒有這個病？如果你說有，他就會告訴你，這是遺傳導致的，沒辦法根治。實際上，高血壓、糖尿病、風濕病、強直性脊柱炎這一類疾病，很多時候都會被認為跟遺傳有關係。它們到底是不是遺傳病？我也認為與遺傳有一定關係。那是不是就不能治了？當然不是。如果從「短板效應」的視角來看，有不少高血壓病是由於肝腎陰虛導致的肝陽上亢引起

的，這就意味著一個人的父母如果有高血壓，很可能下一代也會有相同的體質；注意，遺傳給下一代的只是這種體質，而不是疾病本身。我說這個是什麼意思呢？如果改善了這個人的體質，培補好了他的「短板」，導致高血壓病發病的前提機制就不存在，就不會發病了；即便是發病了，只要我們能認識到是由於身體的「短板」導致的，就可以針對「短板」進行培補，身體一旦變得強壯起來，對血壓的調節能力也會隨之提升，血壓就能穩定。假如我們僅僅針對血壓的指標來進行調節，就會有幾個問題。第一，體質的問題解決不了。假如他是由肝腎陰虛引起的血壓升高的話，根源就沒有解決。第二，降血壓的藥物都是擴張血管的。它們是對人體正氣的一種損耗，時間長了，人的肝腎會更加虛弱，最終肯定導致血壓的波動。很多病人都是在長期服降壓藥之後，血壓呈現波動的狀態，怎麼調整都好不了。原因就是人體的自我調節機制因藥物的介入變得更脆弱，而且會隨著用藥越來越虛弱，這也是很多病人在服藥一定時間之後血壓越來越不穩定的一個重要原因。另外，肝腎陰虛除了導致血壓升高，還會伴有很多其他的症狀，例如煩躁不安、陰虛盜汗、腰膝酸軟、骨質疏鬆、疲乏等，它們的根源統統都在肝腎虛這一「短板」上。

同樣，風濕和類風濕這一類的疾病，它的外因跟風寒有關，內因和肝腎虛有關。在對「短板」進行培補以後，慢慢就會好轉。相反，如果只是用一些激素類的藥物來治療，就會造成骨骼的損害，造成肝腎的損害，造成內分泌系統的紊亂，結果適得其反。

臨床上最常見的還有高血脂症。如果僅針對指標來治療，吃降血脂的藥仍然解決不了根本性的問題，還容易對肝臟造成

損害。所以很多人吃降血脂的藥，要經常去化驗肝功。怎麼才能解決根本性的問題？在我的理論體系裏，血脂高、血糖高、尿酸高之類的疾病都屬於能量代謝類的疾病範疇。代謝包括三個環節：第一是能量的攝入，第二是內臟的代謝，第三就是廢物排出。現代醫學經常會提醒血脂高、血糖高的人不要吃這個，不要吃那個，列了一大堆。是不是這樣就可以避免疾病形成了呢？當然不可能。我們在認識並治療這類疾病的過程中，過多地強調的只是控制食物攝入的量，而另外一個更重要的環節卻被我們忽略了，即內臟代謝這個中間環節。我們說血脂、血糖在血液裏面偏高，是由於我們內臟對這些物質的代謝能力降低導致的。代謝能力降低意味著什麼？意味著我們身體裏與物質代謝相關的器官處於比較弱勢的狀態，是「短板」。怎麼辦？只有針對相關的臟器進行培補，讓「短板」不再短，它代謝的能力才會提高，機體運作一旦正常，身體異常的指標自然會降低甚至消失（見第5章圖5-2）。

所以，一旦解決了根源性的問題，改變的不僅僅是血壓、高血脂、高血糖的問題，很多其他的症狀也就都解決了。相反，如果對這個問題缺乏認識，只是簡單地用藥來改變指標，隨著時間的推移，除了藥物的副作用還會對我們的身體造成危害，疾病依然會存在。另外，時日一長，耐藥性也會產生，我們用的這些藥物還得加倍，副作用也會加倍，如此惡性循環下，不但根本的問題解決不了，我們的身體素質還會下降。因此，我們一定要認識到，內臟才是人體代謝的根本。

　　另外，在診治疾病的過程中，我們總認為儀器比人更客觀，數字的指標更準確。大家永遠不要忘了一個事實，檢測我們身體指標的所有機器，都是我們製造的；而且機器是由人來操控的；還有，更關鍵的是，所有的指標都是由我們人來制訂的。說得更客觀一些，實際上就是人制訂了這些指標，然後再用它來衡量我們的身體與疾病！所以我們一定要清醒地對待這些指標與儀器設備，不能盲目地迷信。如果我們體內某些指標異常，只是在提醒我們，某些臟器的代謝功能已經到了某種極限，必須好好保護內臟，讓它恢復到正常狀態，這才是最要緊的，也才是我們製造這些機器、制訂這些指標的意義，而不是以這些指標為依據來衡量我們人體是否健康，根據這些指標來診斷疾病，再根據這些指標來制訂出治療的方案。所以，我們一定要正確認識到這些被我們認為是客觀的儀器檢查結果與指標，不能一看到一些資料與結論，一看到顯微鏡下面的病毒就驚慌失措。我們面對醫學的一些指標的時候，首先要學會思考。要想清楚，這些指標真的和我們的生命規律相吻合嗎？如果真的相吻合的話，我們所制訂的所謂客觀的指標為什麼總是在變化？比如以前的低壓達到95 mmHg，或高壓達到160 mmHg才被認為是高血壓病，但後來又規定低壓90 mmHg，而高壓140 mmHg就算是高血壓病了。可見，很多的指標都是人為制訂的，並且是在不斷修正中。

　　我在臨床上見過一個病人，號脈後我就說，你的頭暈、頭痛和血壓升高有關。他說，我的血壓一點都不高，才130 mmHg多一點。我又問他，那你原來的基礎血壓是多少？他說一般情況

下都是60 mmHg～90 mmHg。我說，你的基礎血壓的高壓是90 mmHg，你現在都到了130 mmHg，怎麼還不算高？所以說看病的時候，一定要辯證地看。這些指標不是絕對的，每個人的具體情況也不一樣。

　　實際上很多問題是檢查不出來的，檢查出的問題也不一定是正確的。我們檢查出來的異常，不一定就是疾病的原因。前面章節說的椎間盤突出，還有腦萎縮，都是特別好的佐證。就是大家常見的一些數字和指標，我們也要問清為什麼。例如很多人肯定吃過阿司匹林，阿司匹林被認為可以降低心腦血管病和心臟病的發病率。有的介紹中是這麼說阿司匹林好處的：「五十歲以上的男子，服用阿司匹林後，與不服用者相比，能使心臟病的發病率降低45%。」我一直想弄明白關於這種說法和這個資料是怎麼得出的，主要是想弄明白是不是這種藥物真的會為我們對心血管病的預防起到這種作用。如果好處大於它所帶來的副作用，就可以應用。如果好處小於帶來的副作用。那我們就不應該提倡。因為我在門診上遇到部分服用該藥物的病人身上會有出血點或有出血傾向，這種出血傾向與吃阿司匹林有密切關係。那麼，關於阿司匹林對心臟病的預防作用的真實情況是什麼樣呢？這個結論到底是怎麼得來的？真實情況是這樣：有一個實驗組，一個對照組。實驗組的人服用阿司匹林5年，對照組的人沒有吃這種藥，兩組人群都是50歲以上的男子。結果5年以後發現，實驗組心臟病的發病率是1.2%，對照組的心臟病的發病率是2.2%，然後將這兩組資料中的「1.2%」與對照組的「2.2%」用統計學方法進行處理，就得出了45%的差距。根據上面這個資料，我們完全可以換一種說法：為了預防一個男子在5年之內少發生一次心臟病，100

個人當中就得有99個人陪著吃阿司匹林，關鍵是這99個人吃和不吃都不會得病。如果你瞭解到這個真實情況以後，你還會吃阿司匹林嗎？而且，長期服用阿司匹林是有包括消化系統損害、出血傾向等副作用的。所以說，我們針對一些資料，一定要弄清楚到底是怎麼回事，我們要追尋的是對生命的尊重，而不是對資料的盲從。

前面說的人體中存在的「短板」問題，只是導致疾病的內因，那麼導致疾病的外因有哪些呢？像外感風寒能導致風濕、空調病等，還有工作方式不當會導致頸椎病，洗頭髮不吹乾這樣一些生活細節，都會成為導致頭痛等疾病的原因。另外，除了飲食、水源、空氣污染等因素之外，還有一個不容忽視的致病原因就是藥物的濫用，這一點特別容易被忽略。我前面反覆強調一個理念，在沒搞清楚疾病原因的情況下，千萬要慎重用藥。因為藥吃到身體裏，如果起不到好作用，就會扮演壞角色。

我在門診上見到過因服用阿司匹林而導致皮膚或眼底出血的病人，也遇到過因為服降壓藥導致下肢浮腫的病人，還遇到過因為服降壓藥物導致長期咳嗽的病人。由於病人不知道因為什麼出現了上述症狀，就到處做檢查，折騰了很長時間也沒見好。最後來找我，我在幫他找原因的時候，最後就找到藥物上去了。

前些年我老家有個孩子想當兵，這個孩子平常身體很好，別的都透過了，體檢的時候發現小便裏面有蛋白，轉氨酶高，被通知身體不合格，跑來問我怎麼辦？我問這孩子是怎麼回事。他說他身體一直挺好的。我問他，你最近有沒有感冒？他說，感冒了。我說，吃什麼藥了？他說，我輸液了，輸了一種頭孢類的消炎藥。我說，那些指標高一定就是輸這種藥引起的，你這幾天多

喝水，好好休息，不要再濫用藥，過幾天就好了。果然，一個禮拜後，再去化驗肝功和尿蛋白，全正常了。你看，如果不搞清楚原因，這個孩子不但當不了兵，很可能會被當成病人來亂治。

前幾年我有一個天津的病人，就是因為吃了一種叫卡托普利的降壓藥，引起咳嗽。醫生就認為他有炎症，一直給他輸抗生素消炎，後來慢慢下肢出現浮腫，化驗小便發現尿蛋白有「+++」號。醫生給他進行了一些對症的治療後效果也不好，後來就告訴他說，你這個病沒有辦法控制了，最後就得進行腎透析，控制不好，最後很有可能器官移植換腎。這個病人非常痛苦，後來到我門診用針灸、中藥給他調整了一年半才好。

3

除了內因和外因，情緒方面的因素也很重要，當然，這也是內因之一。如果一個人總是鬱鬱不樂，身體健康也會受到影響。曾經有個女性患者找到我，她患有乳腺增生，有個醫生告訴她慢慢會發展到乳腺癌，她問我是不是這樣。我說你只要好好生活，把心態調節好，多運動，正常睡眠，注意飲食，不要濫用藥物，肯定不會得乳腺癌。當時這個病人告訴我，有個醫生告訴她說，10個婦女中就有1個得乳腺癌的。我也見過這個資料，是有些專家統計出來的。但是我們忽略了一個前提，這個資料指的是80歲以上的婦女，10個人當中會有1個人得乳腺癌。有些統計數字我們一定要清楚是怎麼得來的，否則會引起心理的緊張。在關於乳腺癌的統計數位中，還有一個數位，就是每100位患乳腺癌的婦女當中，真正死於乳腺癌的只有3～4人。所以說，我們不要人為地誇大一些疾病的危害，製造恐慌。德國漢堡大學有一個專門研

究乳腺癌的專家，叫英格麗德·慕爾豪瑟，她做了10年的跟蹤調查，結果發現，1000名婦女中有8人死於乳腺癌。在提前做了篩查之後，1000人當中只有6人死於乳腺癌。也即是說進行乳腺癌的普查與不進行普查是6‰和8‰的差別，但統計學根據這個資料得出的結論就是25%的差距。所以有些人就說，做乳腺癌的篩查可以使乳腺癌發病率降低25%，實際上僅僅降低了0.2%而已。英格麗德·慕爾豪瑟還說了一個讓人很覺得很可怕的資料，她說：「在德國每年約有10萬次乳房切除手術，其中很多例在術後被證實是多餘的。」我當時就給這個病人講了這個資料。我說，你還覺得可怕嗎？她說，我不害怕了。

我一直強調，治病一定要治到根上，當內臟功能提升以後，我們的健康就會上一個臺階，千萬不能簡單地針對指標或者症狀來盲目治療，在搞不清楚原因的時候，用藥一定要慎重；也不要被某些醫學資料所迷惑，引起我們對疾病的恐慌。

14 我們需要什麼樣的醫學

「有時去治癒，常常去幫助，總是去安慰。」這是真實的醫學。

人不是汽車，醫院也不是修理廠，不要指望醫院能解決你的所有健康問題。

「表面看來很有學問的醫療專業，實際上是個十分無知的行當。」

《黃帝內經》說：聖人不治已病治未病，不治已亂治未亂。

我們需要的是生態醫學，不是對抗式的醫學，也不是替代式的醫學，更不是殺戮式的醫學。

未來的醫學的發展必定向三個方面轉化：生態環保的醫學、預防為主的醫學和以病人為主導的人性化醫學。

一個人的健康不僅僅是個人的問題，它關係到整個社會、國家和民族，更關係到整個人類。

前面講到治病尋根的問題，那麼，現有的醫學能給我們帶來些什麼？現代人真正需要什麼樣的醫學？未來的醫學應該是什麼樣的？

1

　　在美國紐約東南部的撒拉納克湖畔，有一座醫生的墓碑，上面刻著：「有時去治癒，常常去幫助，總是去安慰。」從這個墓誌銘的字義上我們能瞭解哪些資訊呢？首先，作為醫學，它所能起的作用是有限的，並不能充當救世主的角色；第二，既然醫學能解決的疾病是有限的，那麼，當它面對無能為力的疾病時，應該怎麼辦呢？當然應該去幫助、關懷與安慰病人。第三，醫學除了現有的技術層面的東西之外，我們更應該重視人文關懷。

　　單從上面的字面去理解，我們同樣可以看出很多醫學、醫生與患者之間的更深層的資訊。首先，醫學能治癒疾病的機會是有限的，所以僅僅是「有時去治癒」；其次，「去幫助」是醫生應該「常常」為病人做的；再次，很多時候醫生也很無奈，所以用了「總是去安慰」，這也是醫生要做的事。也就是說，在複雜的生命和疾病面前，醫學能做到的事情是有限的，但是醫生能做的要更多，「去幫助」和「去安慰」是從人性關懷的這個角度去表述醫患關係的，面對今天的醫學現狀，過多地強調與重視醫學科學技術的今天，這恰恰是現在的醫患關係中最缺乏的東西。

　　二十多年的臨床經驗讓我感覺到，醫生對病人的關心和治療同樣重要，必須承認，現代醫學對我們的生命規律和有些疾病的認識是有限的。美國科學院院士托瑪斯‧路易斯在他的專著中曾經講過一段話：「能夠成功地做出診斷和說明、預後被看作是醫學的勝利……我們對真正有用的東西瞭解甚少，我們雖然繁忙地對疾病進行分析，但是無法改變它們大多數的進程。我們所做的是分析，要改變疾病的進程是很難的。表面看來很有學問的醫療

專業，實際上卻是個十分無知的行當。」反思一下，對有些疾病現代醫學確實束手無策，例如腫瘤、愛滋病之類的疾病，在治療的過程當中，我們始終沒有找到它的真正規律。從這個意義上來講，我們確實對這些疾病表現得很無知。

2

回顧一下醫學的發展史，我們會發現它始終行走在一條「希望之路」上。我們總是在驚喜之後收穫失落，總是在自信之後產生失望。我們常把醫學的希望寄託在科學技術發展的未來之中，但隨著科學技術的發展與臨床應用越來越廣泛，儘管我們把人體的結構層面認識得越來越清楚越細微，但疾病仍然有增無減，仍然對很多疾病無能為力。更多時候是我們剛剛驚歎完我們新發現的醫學成果，便會在不久發現由它帶來的更為嚴重的負面的作用。當我們有了顯微鏡，發現了細胞作為新陳代謝的基本功能單位，同時也發現了致病的微生物細菌，知道了新陳代謝是怎樣的過程，知道了微生物會對我們身體產生的作用並會因此導致疾病。於是我們驚喜地認為以往醫學上很多問題都將由此得到解決，實際上事實證明並不像我們認為的那麼樂觀。人類發明了抗生素以後，就覺得能把致病的微生物全都控制並消滅了，但是到今天為止，微生物仍然困擾著我們，我們的醫學仍然沒有解決這類的疾病問題。目前，生物醫學又給我們描述出了比以往更輝煌更誘人的藍圖，似乎當我們完成基因測序之後，人類健康盡在掌控中，實際並非如此。如果我們站在一個更高的視角看一下就會發現一個讓我們警醒的事實：無論是器官組織的形態結構還是顯微鏡下面看到的細胞，無論是我們已經測序完成的基因還是更細

微的分子元素，這些只不過仍然是我們身體的基本的實體結構，生命要想正常進行新陳代謝，除了這些基本的實體結構之外，還必須有一個前提，即它們之間的協調也要正常才能夠保障。另一個基本事實是，這些結構的改變，會隨時受到它們存在的周邊環境的影響，如果我們只把研究的方向鎖定在這些基本結構上而忽略了它們的周邊環境，那我們就會永遠處於一種被動的研究之中，因為這些結構會常常受到其外環境的影響而發生變化。因此，如果我們不能夠放開思路，丟開我們以往形成定勢的研究理論與研究方法，永遠會在我們自己設定的圓圈內徘徊。

　　可見，我們的醫學一直是行進在一條希望之路上，而現在的研究思路仍然沒有真正地觸及到生命與疾病的本質規律，我們總是隱隱約約地看到了一個目標，往前走的時候也逐漸變得清晰，甚至感覺即將達目的地，可是突然之間，這個目標又像海市蜃樓般消失了。所以，我們應該反思，是不是我們的研究思路出了問題？現代醫學在研究方面越來越細：從宏觀層面到器官層面、細胞層面，同時，像CT、核磁等各種先進的設備應用越來越多。治療方法也越來越複雜：各種介入療法、幹細胞的療法，還有物理的、化學的、生物的、心理的，以及社會干預的方法都用到了，甚至還有複製技術、器官移植，連變性手術都有了。可是回過頭來認真思考，醫學發展過程中的諸多技術，對改善人類的健康和疾病的治療，到底起了多大的作用？從整體來說，對很多疾病的認知我們還是停留在以研究分析形態為主的表面上，而這種研究方法，甚至會把影響我們的一些最基本、最常見的因素置之不顧，例如我們在對一些慢性生活方式疾病的研究方面，把日常生活方式對人體的影響忽略而只注重某些指標的變化，這種捨

本逐末的方式導致該類疾病的發病率反而越來越高。而從疾病的發展趨勢來看，我們從疾病的種類及對人類的危害程度來看，同樣越來越嚴峻。以前比較多的是營養不良之類的代謝疾病和一些感染性疾病，現在卻是心腦血管病、惡性腫瘤、愛滋病之類的疾病日益普遍，這一類疾病和以前的疾病相比，是不是更可怕？所以，我們一定要明白，目前的醫學能帶給我們的東西是有限的，要想獲得真正的健康，主要靠還是要自己保持良好的生活習慣，調節和改善自身的體質，這才是最重要的前提。

我想告誡大家的是：現代醫學既然很難如我們期望的那樣帶給我們真正的健康，那我們一定要進行深刻的反思我們對現代醫學的過於依賴的態度。人不是汽車，醫院也不是修理廠，不要指望醫院能解決你所有的健康問題。很多生活方式的疾病，必須靠自己解決。另外，也不要把健康的希望寄託在未來的醫學上。要知道，至少目前來看，醫學始終是行進在希望之中的，而我們最需要做的是認識到自身對健康的維護作用，以及認識到疾病的真正原因，從自身做起，改變不良的生活習慣，避免疾病形成的各種源頭，這些是醫院無法透過藥物及手術治療所能給予的。

3

什麼樣的醫學能夠幫助我們實現健康，或者換一種說法，我們未來需要什麼樣的醫學？

前面講過的治病要治到根子上，是不是最佳的方法呢？仍然不是，因為不得病才是最佳的方法。中國曾經有研究表明，用1元錢來做疾病的預防，會省掉8.5元的醫療費，還會省掉100元的搶救費。用1元錢來預防聽起來很簡單，但是簡單的事情未必就

容易做到，簡單不代表容易。只要養成一個良好的工作習慣和生活習慣，很多疾病就可以避免。我們為什麼非要去吃藥，非要讓身體發展到有嚴重疾病了之後才去搶救呢？盡可能把疾病消滅在萌芽之中，這才是真正高明的醫學。

早在幾千年前，中醫理論就已經深刻地意識到了這一點。比如，最有名的是《黃帝內經》中說的「聖人不治已病治未病，不治已亂治未亂」。就是提醒大家在沒有發病、身體秩序還沒有紊亂的時候進行調理，這樣不僅代價小，個體的生活品質也高。所謂的「上醫治未病，中醫治欲病，下醫治已病」也是《黃帝內經》中所說的，為什麼只有「上醫」才能「治未病」？因為只有好的醫生才能夠判斷出你的身體會產生什麼問題，哪里是你身體中存在的健康「短板」。

當然，預防的方法還有很多，比如前面講到的針對內臟的「短板」來培補，如果內臟的整體水準比較好，身體就會變得強盛，同樣條件下就不容易受外來的因素侵襲。

預防疾病還要注意的，就是避免外在因素的傷害，例如工作環境、氣候等一些不利於健康的因素對我們的危害。身體是需要自己呵護的，不能說我有了病就把自己交給醫生了，你看著辦吧！交給一個明白的醫生還好，如果交給一個經驗不足的醫生那就糟了，不該吃的藥讓你吃一堆，不該做的治療做一些，對身體不僅無益反而有害。再好的醫生也只能告訴你如何去做，給你指出一條正確的路，做不做和怎麼做最終還是要靠你自己。所以說，我們千萬不要把健康的希望寄託到醫生身上，寄託到醫院裏，寄託在未來的醫學上，自己才是你維護健康的真正主人。

中醫還有一個更好的預防疾病的具體方法，就是從經絡穴位這個角度來預防，或者換一個說法，就是從空間這個角度來實現疾病的預防。正常情況下，經絡空間是正常存在的，一旦有了問題，它就會發生一些變化，這些變化甚至在體表就能夠顯現出來。如某些穴位或反應點的壓痛敏感度會增加或者會出現硬結、硬條等變化。如果你有胃病，按壓中脘穴附近，壓痛度就會比正常人敏感。如果心臟有問題，心俞穴、內關穴、至陽穴等與其他穴位比較變得壓痛敏感。總而言之，穴位敏感度的變化與內臟的變化是有一定對應關係的。

　　另外，有些穴位附近隨著疾病的不同還會出現條索狀的改變，以及溫度、顏色或其他一些指症的改變。有些穴位會出現凹陷，或者凸出。有些穴位的溫度會降低或者發熱，這些改變都提示著相應的內臟發生了各不相同的變化。

　　透過穴位對疾病的診斷是比較簡單也是比較直觀的辦法，例如有些疾病可以從我們背部脊柱兩側的經絡上進行診斷，這個部位屬於足太陽膀胱經的一部分，在這條經絡上，幾乎我們身體中的每個重要臟器都會在這個區域出現相對應的穴位，例如心臟的心俞穴，肺臟有肺俞穴，肝臟有肝俞穴，胃有胃俞穴，結腸有大腸俞……都在相對應的部位上。如果一個人胃腸有問題的話，你按一下他的胃俞穴或大腸俞，該穴位的壓痛敏感度會明顯高於其他的部位。臨床經驗告訴我，對於一些經絡敏感的病人，只要壓住胃俞穴點按數下，他的胃就會相應地出現蠕動，這說明該穴位與胃之間有一定的對應關係。同樣，如果我們的消化系統出現了異常，針對該穴位進行治療，也會起到相應的治療作用。總之，透過穴位和經絡進行對疾病的診斷或治療以及預防疾病。或者

說，透過人體的空間系統來診斷、治療及預防疾病是個安全可靠的辦法。

　　針對目前醫學臨床上醫源性疾病越來越多的現象，未來的醫學還應該有一個特徵，那就是生態醫學。生態醫學不是對抗式的醫學，也不是替代式的醫學，更不是殺戮式的醫學。替代式的用激素替代療法，對抗式的用化學藥物和疾病對抗，殺戮式的用抗生素與細菌對抗。而生態醫學則不然，就像前面大家看過的那草原河流與人體微循環的那張草原河流圖，如果用殺戮的辦法，既殺滅了微生物，也殺滅了一些其他的有益的小生物體，同時也破壞了整體環境，長期都不一定能夠恢復到原來天然的生態。相反，如果順應生態的自然規律，恢復原來的生態，牛羊還可以在那裏生長，魚鳥依然成群。我們人體的環境也是一樣，人體的各個組織器官，都有自己特定的生理規律與特定的生態環境，如胃部是酸性的，而其他部位的PH值就不可能像胃那樣；大腸中存在著許多諸如大腸桿菌之類的菌群，而肺部如果存在這類的細菌就是一種病態。人體就是由不同組織、不同的菌群構成的一個多種生態環境的平臺。皮膚有皮膚的生態，腸道有腸道的生態，心臟有心臟的生態。只有順應生命的規律，保持各種生態穩定的醫學，才是最有前途、最有效最安全的醫學。其實中醫理論與診治方法中，具有安全、有效、生態的診治方法很多，不僅僅是天然植物組成的藥物，還有像針灸、推拿、導引術等對人體及疾病的治療有效的多種辦法，這些都可以對我們的身體及其疾病起到有效的治療與調節作用。

　　目前的醫學臨床上，現代化設備投入越來越多，自動化程度也越來越高，人與機器的對話越來越直接，似乎醫生的地位越來

越處於被淡化的境地。而醫學也由此變得簡捷與冰冷。醫學與醫療，在人們的頭腦中，就是為了治病的，而治病，就是要吃藥、輸液、手術等。其實這不是醫學的全部，醫學不應該如此過度強調技術。我們應該明白醫學的目的是什麼，如何使病人感覺到生命價值甚至人性的尊嚴。因此，未來醫學需要做的，除了技術之外，更應該把人性融入到醫療之中。現代醫學過於關注我們的實體結構，是針對實體來研究，把人作為一個生物體來找疾病的規律，這種注重實體可重複、可量化，信賴看得見摸得著的東西，過度強調醫學技術的價值或者方法，勢必會忽略和遮蔽與醫學相關的其他因素，例如人文關懷和生命動態的變化規律，所以如果我們站在生命的高度來看目前的臨床現狀，會看出現代醫學是有缺陷的。醫學家威廉·奧斯勒早在若干年前就曾經提醒過我們：「醫學科學和醫學人文之間正在失去平衡，過分地強調科學，會忽視醫學的人性關懷。」

4

面對我們目前醫學的現象，回顧一下現行的醫學評價體系及其價值趨向，就不難明白威廉·奧斯勒所說的話並非杞人憂天。諾貝爾醫學獎與生理學獎應該代表醫學的最高獎項，從某種角度看也應該代表著醫學方向與價值趨向。我們從諾貝爾獎的獲獎者名單中就可以看出這一點，如果我們把1951～2011年的諾貝爾醫學與生理學獎的獲獎成果羅列出來後，會發現一個規律，幾乎所有的獎項全是在實驗室裏完成的，而真正對我們的生命從人性化、人文關懷的角度做出過重大貢獻的醫學科學家，極少有獲諾貝爾獎的。更值得我們深思的是，1979年和2003年的諾貝爾生理

學和醫學獎獲得主，居然一個是CT技術發明者；一個是核磁共振醫學成像技術的發明者。其實，我們如果換一個視角來看這兩項成果，嚴格地講它既不是醫學的成果，也不應該是生理學的成果，它更應該是物理學或者現代科學中其他學科的成果。

如果在醫學界強調科學至上，或者技術至上，其必然的結果會是什麼呢？如果我們過分地強調技術至上，那麼，醫學面對很多疾病的時候終將無技可施，因為我們面對的許多的人體健康問題，有心理方面的問題，有生活方式疾病，甚至有些疾病的原因是多種因素造成的，這些僅靠醫學技術是無法解決的！另外，也必然會遇到技術難以施行的結果，為什麼呢？比如我們在心臟上放支架，放在一些有手術適應症的部位可以，但有一些部位是無法放置支架的，放一個兩個可以，你能放十個、一百個嗎？因此，我們更應該把眼光盯在為什麼上，把注意力用在預防疾病上。過分強調技術至上，還容易導致人性的淡化。我們現在去醫院，很多時候病人話沒有說完，醫生的化驗單就擺在了你的面前，交流疾病的機會非常少，對於很多慢性疾病或疑難疾病而言，現有的醫學無法解決，有時候甚至病人去醫院不僅僅是去開藥、開化驗單，可能還想聽到醫生對他疾病的解讀，更想聽到醫生對他的鼓勵、安慰與指導。但如果過分地強調技術，這些問題最終被淡化。人性化淡漠的醫學，必然會產生一些不良的後果，造成醫患之間的隔閡。過分強調技術至上還有一個可怕後果，容易導致醫療技術在臨床治療中的誤用和濫用。我在門診遇到一個病例，該病人在醫院住了不到50天，做了17次影像檢查，這17次檢查裏邊，其中兩次拍的是X光片，另外的14次是CT，一次是PET-CT。做這些檢查時，醫生告知患者及其家屬，目的是為了

弄清楚病情，但結果呢？做完這17次檢查之後，疾病到底是什麼原因引起的，對於醫生與病人仍然是未知數。另外，做如此多的不必要檢查，還會直接給患者身體帶來相應的危害。做CT的損害是很大的，拍一次CT至少相當於拍很多次X光，一個本來就患病的身體，對於X光的敏感程度及造成的危害可能會比正常人要大很多。實際上，在診斷疾病過程中，有很多症狀與原因是沒法用CT檢查結果來診斷的。還有一個讓我們忽略的一個弊端是，久而久之，醫生在診斷疾病過程中對儀器的依賴程度會越來越高，很多醫生診治疾病的思路也容易被誤導與遮蔽。就像有了拐棍，我們容易忘記自己雙腳的存在一樣。

　　另外，技術至上會導致醫療費用的過快上漲。這個圖表是綜合醫院的收入和支出（如圖14-1）。

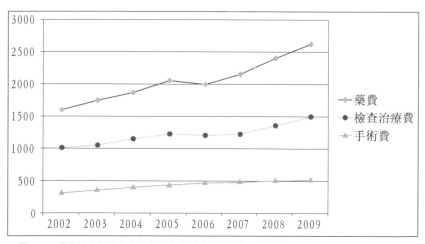

圖14-1　我國綜合醫院的收入與支出出院病人人均費用統計（2010年中國衛生統計年鑑）

病人的人均費用統計分為三個方面，一個方面是藥物，我們看藥物的費用，從2002～2009年是直線上升的。另一個是儀器檢查的費用，也是在上升的，只有手術費用這一項上升的幅度比較平緩。從這個圖表上可以看出，藥費與儀器所需費用的增長速度遠遠要大於諸如手術之類的所耗費的費用。從中國人均醫療費用在不同的年度裏增長的速度我們也可以看到醫療費用過快增長的趨勢，例如中國部屬綜合醫院出院病人人均醫藥費用，1990年僅為1321元，但到了2001年則增長為15197元。我們還可以從全國的醫療費用的急劇上升看到醫療費增長的速度，1978年是110億元人民幣，2009年是17204億人民幣，尤其是從1998年到2009年之間上升的速度更快。

　　可見，我們如果過度關注技術層面，失去人文關懷的話，不僅僅對病人會造成不少負面的後果，而且國家的經濟損失也非常大。就算我們享受基本的醫療保障，如果醫療費用照這個速度上升，國家投入再多，也趕不上醫療費上漲的速度。

　　既然技術不是萬能的，那麼醫學在面臨科學技術無法解決的疾病怎麼辦？例如面對一些腫瘤晚期的病人，或者面對某些病入膏肓生命垂危的患者，在確定沒有治癒方法的前提下，當然我們不能聽之任之，這時候醫學的另一面就體現出來了，即對病人的人文關懷方面。所以說，醫學沒有辦法包治百病，但是醫生可以善待百人、情暖百家、撫慰百心、安頓百魂。如此針對人性去關懷，病人即便知道無藥可救也會感覺到人間的溫暖。

　　在醫學上，還必須要注意一個問題，就是我們到底該遵從什麼判斷標準？是用實踐檢驗疾病的診斷與治療，還是以實驗檢驗為標準呢？我們總說實踐是檢驗真理的唯一標準，但是一到了臨

床診斷與治療疾病的過程中，卻總拿出指標來說話，甚至把病人的症狀置之一旁，以指標作為判斷疾病與治療疾病的標準。尤其在人們談論起中西醫的區別時，我時常會聽到這樣的說法，病人得了什麼病西醫能說清楚，雖然治不好，至少它是科學的。而中醫雖然能治好病，但是它說不清楚得的是什麼病，所以不科學。或者說，中醫雖然能治好病，卻沒有人能說明白。實際情況是這樣嗎？這種說法當然是錯誤的，至少是片面的。如果我們真的弄清楚，說明白得的是什麼疾病了，那為什麼還沒有治好？肯定沒有真正弄清楚，我們當前所謂的「清楚」只是停留在表面現象上。相反，既然我們治好了疾病，儘管沒有說清楚一些細節，但至少暗合了疾病的規律，否則不可能治好。實際上，上述的觀點也反映出我們對於醫學臨床某些現象的態度。即對於一些我們所奉行的標準是不是真的符合生命與疾病的客觀規律呢？如果不符合，是不是需要修正我們的醫學思路與診治疾病的評判標準呢？

因此，在我們衡量醫學水準高低與是否符合生命與疾病規律時，我們一定要搞清楚以下幾個問題：第一，醫學要解決的根本問題是什麼？無非是保障我們的身心健康，提高生命品質及延長壽命，其中能治好病是重要因素之一。第二，有些人認為有些病西醫雖然治不好，但至少說清楚了病因，但是真的清楚了病因嗎？是真的說清楚疾病了嗎？如果是真說清楚了並按照這種方法去治療，就不會治不好，肯定是我們認為的正確與生命和疾病的本質規律有差距，所以運用到臨床治療上才會出現事與願違的反差。第三，有人認為中醫藥治療不科學的證據之一，是中藥成分沒有弄明白就給病人用，所以不科學。這種沒有弄明白的中藥是

不能隨便給病人服用的。這種說法同樣是荒唐的。其實對於醫藥而言，不只是中藥成分，還有更多的未知數，有時候雖然我們還沒有弄明白藥物的成分，但是我們經過千百年無數次的重複驗證，知道它能起到什麼治療效果就已經達到我們的目的了。就如我們的祖先原來並不知道水是由氫和氧元素組成的，但是他們一直都很清楚水能夠解渴，能滿足我們生命最重要的需要，這成為我們喝水的理由就足夠了。如果因為我們不知道水的成分而拒絕喝水，是多麼愚昧的邏輯！我們不知道這個藥的成分是什麼，但是我們知道它能治什麼病，為什麼不能用呢？現代科學發展到今天，我們得承認對生命與自然的認知仍然很有限。即便是被我們認為弄清楚成分的很多藥物，實際上也仍然與它的本來面目存在相當大的距離，如果我們不承認在某些方面存在的無知與淺薄，甚至會導致很多生命的悲劇。比如在醫學史上，就出現過被列為二十世紀十大科學錯誤之一的「反應停」事件。「反應停」是一種能在婦女妊娠期控制精神緊張，防止孕婦噁心，並且有安眠作用的藥物。它起初曾經被認為沒有任何副作用，是孕婦妊娠嘔吐的理想選擇，於是，該藥被大量生產、銷售，僅在原來的聯邦德國就有近100萬人服用過「反應停」，「反應停」曾經每月的銷量達到了1噸的水準。在聯邦德國的某些州，患者甚至不需要醫生處方就能購買到「反應停」。結果在數年之後，服用這些藥物的國家，誕生了12000多名海豹兒。可見，即便被認為是已經把組成成分與分子結構研究得非常「清楚」的「科學」藥物，也仍然會導致很多致命的後果，而這些後果是我們當初無從知道的。從這個案例來看，我們所認識到的所謂「科學」並不能成為「真理」與「正確」的代名詞，而對於我們不懂的或者目前尚沒有弄

明白的東西，例如中醫，既不能因為它不符合所謂的「科學規範」就棄之如敝屣，也不能因為我們不瞭解它或它不符合我們心目中的所謂標準就盲目否定。

　　談到科學觀的問題，我們應該以更寬泛更高遠的視角來審視我們目前所奉行的科學概念。我認為現代臨床上所奉行的所謂科學觀，基本上是針對實體的以還原論為基礎的實證科學，嚴格地講，它是一種有缺陷的科學。在這樣的研究過程當中，它把人體的另一個組成部分，就是我前面講的身體中存在的「空間」這一部分被忽略了，這就意味著我們所研究的不是一個真正完整的人體。另外，這種以實體為中心的思維模式，還容易讓我們忽略無形的、不可量化的及不可重複的東西。這在現代醫學所奉行的醫學模式中也能體現出來一部分。目前我們所奉行的最先進的醫學模式為20世紀70年代美國醫學家恩格爾提出的「生物—心理—社會」醫學模式，這種醫學模式的最大缺陷，在於它的研究物件僅僅是我們身體、心理和社會，而忽略了影響我們生命更廣泛的因素——自然因素，如風、寒、濕、熱等因素。為使我們真正認識到人體的規律及疾病的規律，我根據臨床實踐過程中自己的一些經驗與思考提出了一個更全面的新醫學模式——「生命—社會—自然」醫學模式，把生命運動規律、社會運動規律和自然運動規律納入我們生命健康的研究範疇，用來指導我們對疾病的診斷和治療。因此，我們不能把「科學」當成標籤掛在嘴上，而是應該落實到實踐過程中，用實踐來檢驗與完善現有的一些觀點及方法，具體到醫學方面，我們應該站到一個更高的高度上來認識哪些因素和我們的生命、疾病是相關的，把所有相關因素全部納入我們的研究範圍。不管它是有形的還是無形的，不管是

可量化的還是不可量化的，這才是一個客觀、公正的態度（如圖14-1）。

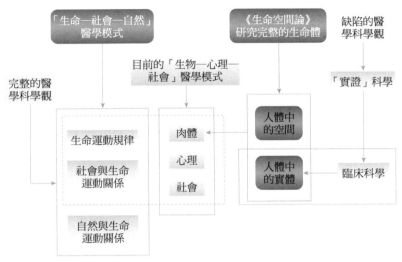

圖14-2　「醫學」和「科學」

5

　　醫學的主要目的之一是對疾病正確的診斷與治療，現在看病的模式，都是病人自己跟醫生說病情，然後醫生根據所說的問題有針對性地開檢查單進行檢查，然後根據檢查結果診斷開藥。其實，診治疾病並不僅僅只是醫生自己的事情，病人在診斷與治療疾病過程中所起的作用甚至有時候會超過醫生。我認為，未來醫學的發展模式應該會越來越以病人為主導。為什麼這麼說呢？

　　第一，資訊越來越發達，醫生和患者這種醫療資訊不對稱的關係將逐漸得到縮短。現在書店裏到處是健康類的圖書，電視媒

體上也到處都有健康類的講座，網路上的醫學專業資訊，甚至某些方面可以超出一個博學醫生所掌握的知識，而這些醫學知識網上都能查到。這一切的目的是把醫學的專業知識與大眾共用，讓大眾也瞭解身體健康及疾病的治療，會使得普通民眾與專業醫生之間的醫學資訊的差距縮小了。

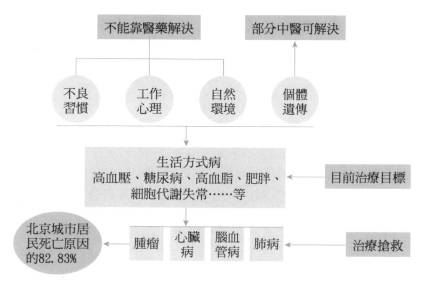

圖14-3　生活方式疾病與應對

　　第二，疾病譜發生了改變。生活方式疾病占主導的時候，靠醫生、靠藥物、靠醫院、靠醫學都不行，只有靠病人自己來改變。從這個意義上來講，病人永遠是主導。目前在我們國家，生活方式疾病的其中四項——惡性腫瘤、心臟病、腦血管病、呼吸系統疾病就占了大中城市居民死亡的78.68%，而北京市已經接近83%。這就意味著我們生活在城市中的絕大多數人死亡和他們不良的生活方式有關，而生活方式不是靠藥物，也不是靠醫生能

解決的，醫生能做的只是告訴你為什麼或者給你開一些只能針對
症狀進行緩解的藥物，具體怎麼做還是要靠我們自己，所以從這
個視角來說未來醫學發展方向必須以病人為主導（如圖14-2）。

　　第三，病人是主體。醫生在診斷疾病的時候可以與病人協
商。比如我作為醫生，認為你的病應該怎麼治療，應該吃什麼
藥，如果你權衡利弊之後有不同意見的話，可以提出你的想法，
醫生一般會尊重你的意見來對你的疾病進行處理。英國一個醫學
專家寫了一本書，叫《聰明的病人》，書中有一段醫患關係的對
話很能說明問題，它反映了一個很有意思的問題，就是醫患關係
在新世紀社會生活中所發生的轉變。我摘錄如下：

　　　　醫生：「您得了高血壓，可以選擇吃藥。」
　　　　病人：「如果不吃藥會有什麼後果？」
　　　　醫生：「可能會得像中風和冠心病這樣嚴重的疾病，甚至猝
　　　　　　　　死。」
　　　　病人：「像我這樣的情況，得這種嚴重疾病的機會有多
　　　　　　　　大？」
　　　　醫生：「根據科學研究結果推算，未來5年內大約有10%的
　　　　　　　　可能。」
　　　　病人：「如果我吃藥，是否就不會得了呢？」
　　　　醫生：「還可能會，科學證明吃藥只能使心血管病降低約
　　　　　　　　30%。」
　　　　病人：「30%是什麼意思啊？」
　　　　醫生：「吃藥會將心血管病危險從10%降到7%。也就是說，
　　　　　　　　33個吃藥的人中有一個會因吃藥不得病，32個病人吃

不吃都一樣。」

病人：「我會是那一個幸運者呢，還是那32個不幸者之一呢？」

醫生：「您幸運的機會是3%，不幸的機會是97%。」

病人：「抗高血壓藥有什麼副作用嗎？」

醫生：「一些病人可能會出現疲勞、入睡困難、陽痿和肢體痙攣等。」

病人：「哦！33個人中才有一個人得益，還會有副作用。這些錢花到別的地方吧。」

醫生：「這是您的選擇，我尊重您的意見。」

　　這是一種醫患之間協商式的診治模式，更具人性化。包括是否需要做有些檢查也是如此。我原來跟大家講過，有一些檢查是屬於防禦保護性的，或者是排除一些情況，有些檢查病人完全可以選擇不做。這就需要醫生和病人共同協商。

　　我們探索未來醫學的時候，要對當前的醫學有一個清醒的認識，充分認識到它對我們的健康幫助是有一定限度的，它不可能包治百病。未來的醫學需要我們醫生與病人共同去努力，我們每一個人都是社會的一個細胞，也都是我們民族的一分子，從這個意義上來說，擁有一個健康的身體，不僅僅有益於自己，有益於家庭，也是對社會的基本貢獻。

附錄
醫者慈悲心──張克鎮專訪

題記：

　　認識張克鎮大夫，本來只是慕名去看病，但最終讓我忍不住走近他的，與其說是他的醫術，還不如說是他色彩斑斕的內心世界和作為醫者的慈悲之心──

　　他的目標很高遠：人一輩子一定要做件像樣的、對人類有意義的事情。

　　他的眼界很遼闊：站在山巔仰望蒼穹、俯視大地，滄海桑田的劇變中襯出的是人類的渺小和無知。

　　他的思想很解放：今天的醫學最需要的不是知識，而是思想；不是墨守，而是發現；不是實驗，而是實踐；不是順從，而是質疑！

　　他的理論很新穎也很系統：空間，是生命及醫學存在的基礎，忽略了空間的醫學，一定是先天不足、充滿缺陷的醫學！

　　他的醫術很神奇：疑難病的核心問題是在「疑」字上，像剝洋蔥一樣找病因，把這個「疑」解決了，它就不「難」了。

面對權威，他的態度很執拗：我也知道哲學不是解決醫學問題的萬能鑰匙，但在哲學層面上漏洞百出的醫學一定是幼稚的！

面對榮譽，他的內心很沉靜：如果經歷過人生的低谷，面對榮耀，還不知道自己姓什麼叫什麼能吃幾碗乾飯，那就太不懂事了。

面對病人，他充滿慈悲和謙恭：一個醫生的醫術取決於他對患者的慈悲心，有多大的慈悲，就有多大的智慧，走到今天，我最感謝的是我的病人。

他悟性好，能從打碎的水杯，發現生命與醫學的規律，從黃河改道想到經絡變化，從小鳥啄食想到快速進針；他讀書多，曾經為了省錢買書，三天只吃過一小塊麵包。不僅說起傳統中醫經典如數家珍，從道家、佛家、《易經》到黑格爾……這一切，都讓我感覺自己面對的不只是一個醫生，而是一個劍膽琴心的智者。

李炳青：您是什麼時候當的兵？小時候喜歡讀書嗎？

張克鎮：1983年入伍。小時候的我愛讀書，但不算是好學生。我從小就不喜歡循規蹈矩，到初中的時候學習才慢慢開了一點竅。說實在的，小時候也沒有什麼大的願望。更沒有像有些名醫從小就立志當一個好醫生。只是我姥爺是個中醫，經常看到他給人家看病，潛移默化中骨子裏可能也受了一點薰陶，但是從來沒有想到過要當醫生。印象很深的事是當時一到中秋節，就有好多病人為表達治好病的感激之情給姥爺家送去月餅，我就跟著沾光。但當時覺得看病太婆婆媽媽了，我長大了一定不幹這個，要

當大官。為什麼想當大官？因為我們家當時的成分不太好，挨過批鬥。很小的時候我就想，等我將來有能耐了，就帶一個警衛連回來，把村裏鬥過我們的人都教訓一下。後來長大了，懂點事了，覺得這種想法有些孩子氣，就有了新的想法，最直接的感覺就是一定要離開農村，要有一番作為。其實當時大部分農村孩子，都有這個想法。記得剛入伍那會兒，班長問我們新兵，你們當兵是為了什麼？其他戰友都說為了保衛祖國，為了建設大西北。我就實話實說我想考軍校。班長說，人家都是為祖國、為人民服務，你怎麼能為自己呢？我說我考上軍校，是為了更好地為國家、為人民服務。

這個回答雖然現在說起來有點老套，但仔細想想，一個人如果不具備相應的平臺與條件，你再有能耐也不可能為社會做出很大貢獻的。就像我的「生命空間論」，我以軍醫的身份、做事的平臺和行醫的實踐提出來的時候，給人感覺是可信的，至少不是可笑的。如果現在我只是一個普通老百姓，不管我講的這個道理多麼正確，人家也會認為我是在忽悠、瞎扯。前些年沒來北京之前，我還是一個比較年輕醫生的時候，就曾經說過有些病現在的治療是錯誤的，應該怎麼治。當時就有人說，你連這病都能治好，那你還在這兒待著幹嘛？後來我按照我的理論和方法，確實治好了很多這類的疑難雜症，即使是這樣，還是有人說，這病還能治好？絕對不可能，當初肯定誤診了。

你看，做任何事情平臺很重要，想幹大事的人，就得上大舞臺。現實就是這樣：在某些大廟裏即便不會念經的和尚也會受到香客的供奉與朝拜，相比而言塵世中得道的智者就會冷清得多。有些事情如果你沒有平臺，再有能耐也成就不了。「龍困淺灘」

說的就是平臺問題，韓信如果一直處於受下之辱時的環境，諸葛亮如果一直在隆中的草堂中吟風弄月，如何成就事業呢？把你困在那兒了，有天大的本事也沒用。為什麼我們要講究「天時地利人和」？做事情就是這樣，光有正確的東西還不行，很多條件缺一不可。我從小心氣就挺高的，在中學的時候，老師總說我有野心，我說我哪有野心，我那個叫雄心，雄心和野心其實就是一步之遙。

李炳青：您在部隊考軍校，學校是可以選擇的嗎？

張克鎮：志願只能報兩個。我當時是在屬於工程兵的舟橋部隊服役，所以我報了舟橋專業和陸軍專業。

考完之後我們連長問我，你能考多少分？我估計了一下，說400分左右。他說這不可能，咱們連好幾年了從來就沒有超過200分的。我說真的差不多，我們連長還是覺得不可能，後來別人的通知都下來了，就沒有我的，連長說你肯定估錯了。後來才知道，我考的分數太高，錄取時不考慮志願直接分配到院校了。錄取通知書來的時候，我得知自己考上了蘭州軍區的一所軍醫學校，當時有點不高興，是硬著頭皮去的。剛開始，我就是按部就班地學習，平常也不用心，只是考試前背一背。後來，發生了一件事情改變了我對醫學的認識。我得了重感冒，咳得晚上睡不著，輸液、吃消炎藥止咳藥等，一個月都沒好。最後是怎麼治好的？我們學校裏住著甘肅省中醫學院針灸科的一個老醫生，就給我在後背上扎了幾針，又拔了兩個火罐，我當時就輕鬆了，當天晚上也沒怎麼咳。

換作一般學生可能不會怎麼在意，但是對我來講卻是一個

巨大的震撼。我馬上就想到了幾個問題。第一，醫學肯定不是現在西醫認識的這個樣子。我剛開始學醫的時候特別狂妄，記得我學解剖的時候就跟我母親說，您看我姥爺當了一輩子醫生，他連人體的詳細結構是什麼樣都不知道，我現在就比他知道得多。這件事情之後，我突然覺得，醫學肯定不僅僅是我現在學的這些東西。第二，咳嗽真的是由細菌引起的嗎？為什麼吃那麼多消炎藥沒有用，扎一次針就好了呢？而且，大夫扎的是我的後背，碰都沒碰我的嗓子。

另外，我原來一直覺得中醫和針灸特別土，也不科學。因為這件事，我意識到它一定有更深的原理和更高的智慧，甚至已經超越了我們現在所認識到的層面。從那以後，我除了學西醫的專業課以外，開始在圖書館裏研讀中醫針灸方面的一些經典及著作。

李炳青：您還記得您看的第一部中醫書籍是什麼嗎？

張克鎮：《黃帝內經》。在此之前一聽到此書，尤其是提到「黃帝」二字，就感覺肯定很古老並且有些迷信，但仔細看了後才知道《黃帝內經》講的不光是醫學，還講人、生命和自然的關係，講身體規律和用藥的規律，是一種宏觀的東西，實際上就是在哲學層面上認識生命與醫學問題了。它包羅萬象，包括針灸、藥物，以及天體運行和人體的疾病規律的關係。人的生理規律、病理規律，人的情緒和心理方面的因素，以及很多養生智慧、預防疾病的東西，都能從這部書中找到。現在人們過於追求一些形式上的浮華，把這種簡潔的東西忽略了。後來我才知道，歷史上好多的醫學家就是因為參透了《黃帝內經》中的幾段話，甚

至是幾句話，就成了一代名醫。像《傷寒論》，就是《黃帝內經》的原理在藥物方面的體現，只不過《黃帝內經》沒有把藥物系統化與具體化。

後來在學習的時候，我慢慢習慣了臨床上的中西醫對照。畢業的時候我也挺優秀的，拿了很多的榮譽，包括全校的「優秀青年工作幹部」，還有全軍區的「優秀青年工作幹部」，還榮獲了1988年共青團中央頒發的第一批「五四獎章」。當然，同時自己也認識到了，再多的榮譽同生命相比，都很微不足道。其實從某種意義上來看，這些東西更讓我體會到了什麼是生命本身，什麼是身外之物，也更堅定了我為醫學付出一生的使命感。

這時，我已經明確地感覺到，有很多疾病西醫是無能為力的，包括一些常見病。我開始意識到自己的無知了，想起當年我姥爺治病的時候，這些常見病中醫是可以輕而易舉地治好的。雖然小時候不想學治病，但是見過姥爺治病，什麼病他是怎麼治好的，還是有印象的。記得當時醫院裏有一些腰腿疼、頭疼的病人，醫院的醫生開了止痛藥，過幾天病人又來了，還是那些症狀，沒有解決問題，病情一直就那麼反覆；而我姥爺給他們治的時候，就是透過簡單的針灸，然後用一些簡單的中藥就治好了。那些藥裏面我依稀記得有滋補肝腎的、健脾胃的，還有祛風濕的。這些藥就是針對腰腿疼的病根的，病人吃了就有效果。

現在來看，它恰恰體現了一種規律，就是針對內臟的薄弱環節來培補，把外感風寒的因素祛除，再加一點化瘀疏導的藥物，病就治癒了。這種治療方式是很合理的，只不過我們覺得中醫比較原始或者太抽象，說不出道理。但是我們不能因為說不出道理

就說它是錯的，或者說是瞎貓撞上死耗子，因為它畢竟能解決問題。這只能說我們的認識程度有限，所以這就是我們的無知。我們總是把那些認識不到的東西，把那些不合乎所謂「科學規範」的東西，簡單地認為是非科學、偽科學，哪怕它本身是正確的。其實我們所普遍接受與遵循的所謂「科學」標準具有極大的局限性，或者我們已經局限於一種以自我認知為標準的桎梏中，似乎我們為自己劃了一個圈，然後再製作一種規則不允許自己跳出這個圈，這是真正的科學態度嗎？

　　我當時就認準了一個道理，不管你是用花裏胡哨的先進設備，還是很簡單地用三根指頭把脈，把病判斷準、治好了才是硬道理。如果解決不了問題，儀器設備再先進、手段再高級，也只能說明你的方向錯了。如果方向對了，再加上手段先進，你解決問題肯定要比別人更好、更快。即使你的方法特別原始、特別簡單，你的手段很落後，能把病治好，也說明你的方向是對的，只不過你沒有把現代科技嫁接過來而已。

　　現在好多人老認為西醫先進、中醫落後，我就想問他一句話：為什麼你感覺西醫先進？你認為有CT，有核磁，甚至都深入到基因和分子生物學了，就是醫學的進步了？其實那只是現代科技的進步，醫學僅僅是把現代科學的成果拿來為我所用而已。透過顯微鏡看到細胞了，透過電子顯微鏡看到分子了，看到基因的結構了，只能說明我們的眼睛被放大了。等於是透過儀器，把我們的視線往前延伸了一步。除此之外，在基礎理論上還有多少決定性的突破？

　　衡量一門學科的先進程度，要看在思路、方向、戰略架構及基礎理論上是否有突破。醫學基礎理論是最重要的，而基礎理

論的合理程度取決於你對生命與疾病規律認識的高度和深度。中醫的基礎理論實際上在《黃帝內經》裏面已經能體現出來，原始的說法叫「天人合一」。它已經把生命、社會、自然、人體、疾病，甚至生活習慣、家族遺傳這些因素都考慮到了，如果你真的仔細研讀，還會發現更有深度的東西，甚至包括人的形體結構與人的性格、秉性、疾病的關係都說得很到位，你在實踐中觀察，的確如此！你看一下《黃帝內經》，在《靈樞篇》「通天」一章，把人分成了幾種形態：

> 蓋有太陰之人，少陰之人，太陽之人，少陽之人，陰陽和平之人。凡五人者，其態不同，其筋骨氣血各不等……太陰之人，多陰而無陽，其陰血濁，其衛氣澀，陰陽不和，緩筋而厚皮，不之疾瀉，不能移之。少陰之人，多陰少陽，小胃而大腸，六府不調，其陽明脈小而太陽脈大，必審調之，其血易脫，其氣易敗也。太陽之人，多陽而少陰，必謹調之，無脫其陰，而瀉其陽，陽重脫者易狂，陰陽皆脫者，暴死不知人也。少陽之人，多陽少陰，經小而絡大，血在中而氣外，實陰而虛陽，獨瀉其絡脈則強，氣脫而疾，中氣不足，病不起也。陰陽和平之人，其陰陽之氣和，血脈調，謹診其陰陽，視其邪正，安容儀，審有餘不足，盛則瀉之，虛則補之，不盛不虛，以經取之。

從外形來看你屬於哪一種人，什麼樣的形態，你的內臟就具備什麼樣的結構，這種結構容易得什麼樣的病，怎麼來治療，甚至你的心理狀態、處世方式、行為方式是什麼樣子，都說得一清

二楚，你甚至會驚歎，有時候甚至你自己都沒有總結得這麼準。為什麼？它揭示的是一種規律，也就是人的形態結構和內臟結構肯定有一定的關係，而內臟結構和疾病的生成又有關係。從這個意義上來講，《黃帝內經》是很科學的，它站在了一個非常了不得的宏觀角度看問題。基於上述各種原因，我就下定決心做一件事，除了繼承傳統的這些優秀的東西之外，要搞出一套自己的東西。

李炳青：您是從什麼時候開始把這個事想通的？因為您一開始並不想學醫啊？

張克鎮：其實原因非常簡單。我以前的想法就是當兵、考軍校、從政，但是我感覺如果搞行政的話，受制約的因素太多，可是學醫不一樣，記得一個老師跟我說過：「對於學醫的人，把畢生所有的聰明才智都用上也不夠。」這就意味著你永遠要全身心地投入，你做的永遠是好事。加上我在臨床上看到了醫學臨床存在的諸多問題，感覺中醫能解決，覺得學醫是很有意義的一件事。

現在很多醫生，有的頭銜很多，有的職務很高，甚至是學科帶頭人、科室主任，但他們治不了的病，一個老中醫用幾根針就輕而易舉地解決了。為什麼會這樣？就是因為深層次的東西沒有去思考。臨床上這種例子太多了，從某種意義上來看，在醫學的某些領域到現在還是一個普遍現象。我那時候就想，一個人活在這個世界上，一輩子其實只需要做一件像樣的事情，一件對人類有意義的事情。做這樣的事，就要盯住一個空白，盯住別人不容易做成但你能夠做成的事。

任何一個學科，它的弊端越多，留給你的空間就越大。現代醫學治不了的病特別多，記得當年看過一本臺灣出版的《自然療法》雜誌，對我啟發很大。這本雜誌提供了這麼一個資料：當前醫學不能解決的疾病是80%，能解決的只有20%，而且是透過消炎、手術這些方式來治療的，但是還有10%的疾病是由醫療方面本身導致的，就是說由於治療失當導致的。這麼來看的話，醫生花了大量精力，解決了20%，又增加了10%，也就是說最終只解決了10%的問題。我當時就覺得，如果是這樣的醫生我肯定不幹，一輩子做這個事情沒什麼意義。

去做一件什麼有意義的事呢？不做醫生，去幹別的，很多條件我不具備，那時二十多歲，正是一個充滿理想甚至幻想的年齡，當時甚至還想過改行搞創作。

李炳青：寫過東西嗎？詩歌、小說還是散文？動機是從哪兒來的？

張克鎮：各種題材我都嘗試過，就是有感而發。在大西北當兵，看著一望無際的黃土高原，就感覺人太渺小了。在新兵剛下連之後，我開過車、餵過豬、當過炊事員，那時餵完了豬，把豬食桶往那兒一扔，就沿著山頂散步，仰視一望無際的高原，有時候就特別想喊兩嗓子，走在這種特定的環境中，頭頂是沒有絲毫纖塵的天空，腳下偶爾會踩到遠古貝殼的化石，這一切都在提醒你這裏以前曾是一片滄海。你想，貝殼都能變成石頭，大海都能變成黃土高原，在這個浩瀚的時空當中，人算什麼？當時我寫了一首詩，叫《看山》，現在只記得那個「題記」：「當兵三年，我學會了看山。」底下寫了看山的幾個不同階段。當我們從海

邊、平原剛來到這兒的時候，看到每一座山，都會為它所感動；時間長了又感覺到這山把我們困住了，就像一個軍營似的；直到快要復員的時候，對生命、對人生有了一種新的感悟，這山又有了更深的含義。這三種不同的階段，很像一則佛學書裏參禪的故事，參禪之初，看山是山，看水是水；禪有悟時，看山不是山，看水不是水；禪中徹悟，看山仍然山，看水仍然是水。其實人生本來就是如此，對於同一個事物，不同的階段，會在你的心中產生完全不同的映射，那也正是自己內心世界的真實表達。學會了看山，就是學會了看人生。尤其是在一個悲觀的環境裏能看到希望，在最惡劣的環境裏能看到生機，慢慢體會到，條件越艱苦、越惡劣的時候，一個人的本能品質就會越被凸現出來。後來，讓我意想不到的是，這首詩還獲過一等獎，好多地方都轉載了。

記得有一次同學聚會的時候，有同學說：「你除了年齡大點，頭髮少點，基本沒變，你還是老樣子啊？」我說：「如果你經歷過人格受到踐踏的低谷，又經歷過特別輝煌的時刻，還看不透人生，那就是不懂事了。」其實這兩個階段，我應該算都經歷了。我那麼年輕就獲得了「五四獎章」，應該算是命運之神對我的垂青吧，恐怕很少有人能有這個機會，尤其是第一批。當然現在也時常想起那些令人不堪回首的逆境，現在想想應該感謝命運中與自己相遇的每一個人，每一件事，包括曾經傷害過自己的，沒有這些人你怎麼可能學會在忍辱中精進呢？即便在當時很困頓之時，也會時常讓自己牢記孟子的那段「天將降大任於斯人也」的警句，並以之自勉，這些先哲讓自己明白了要想成人所不能成，須忍人所不能忍。如果我當時跟人家拼命計較，肯定不可能有今天的這點成就。可見一個人的理想與對未來的願景非常重

要，沒有將來的理想，不可能忍辱，如果沒有當時的忍，肯定沒有機會考上軍校，學不了醫，也沒有今天的我。

李炳青：後來您念頭轉了，下決心研究醫學了？

張克鎮：軍校畢業之前，我就選定自己的路了。既不從政，也不搞寫作，還是一門心思搞醫學。其實搞醫學也是有很多路可選的，第一條路就是學西醫，然後考研、考博，這是一條比較可行的路；第二條路就是學中醫，然後改行再幹中醫。我當時是想到第三條路，我很想要找到一條對醫學的根本解決之道，既能說明白病因，又能治好疾病。於是，當我如願去了那個山溝裏的衛生隊之後，就在自己身上做實驗，嘗中藥、試針，實驗了整整兩年零八個月，我的頭髮就是那時候幾乎掉光的。

一開始沒有經驗，就是嘗一下有些中藥有毒沒毒。先嘗一點，感覺沒事就再嘗一點。有一次嘗生半夏這味中藥的時候，剛吃下去感覺沒事，但過了大約十幾分鐘，藥勁兒就上來了，就感覺萬箭穿心似的，特別難受。簡直想用刀把肚子割開，用自來水沖洗一下。當時我的第一反應，就是趕緊查一下什麼能解毒，一查，生薑、甘草能解毒。結果炊事班沒人，衛生員爬窗戶進去給我拿了薑，連洗都沒洗就吃。甘草也是，直接用口嚼著往下嚥。

李炳青：為什麼會想到要去嘗呢？中藥的藥性、藥效醫書上不是都寫了嗎？

張克鎮：我看了《神農百草經》及它之後歷代很多醫學大家寫的很多中藥典籍，跨越了漫長的醫學史，但令人遺憾的是，每一個醫家對同一個藥物的論述幾乎都不一樣，一定是有對有錯。

到底誰對誰錯，從文字上是看不出來的，所以必須要自己嘗。

　　針灸也一樣，同一個病很多穴位都能治，但哪一個穴位是最好的，有沒有比這個還要好的，你必須要自己試才行。剛好我的胃也不好，吃藥把胃吃壞了，然後又借這個機緣再找出治胃病的規律。

　　開始真的是亂試。比如足陽明胃經是治胃病的經穴，如果你沒有胃病，扎那個是沒有意義的。只有有了這個病，用它才有意義。藥物也是一樣，你沒有這個病，你想透過藥物做出什麼實驗來，都是沒有意義的。所以說現在有的中醫研究已經變質了，也就是說它的方向錯了。它老是提取中藥的所謂「有效成分」，到小白鼠身上試，這已經和人相差十萬八千里了。你即便是在人身上試，也試不出真正的治病規律，在沒有病的人身上怎麼試驗藥物的療效？

　　李炳青：您當時是怎麼找您治胃病的穴位的？

　　張克鎮：後來在實踐中讓我意識到，不要按書本上說的穴位治病，因為每一個人的疾病部位、原因、過程、程度都不一樣，那麼反應到經絡穴位上也就必定是有區別的。如何找到最佳的治療穴位或區域呢？透過實驗發現，最敏感的點往往用針一扎進去就管用。其實，與被尊為藥王的唐代醫學家孫思邈所說的阿是穴十分相像。我是透過自然現象來發現到這個規律的。開始一直嚴格按照穴位圖來找，結果有的效果好，有的效果不好。為什麼會這樣呢？有一次週末休息時到黃河邊去揀一些圖案漂亮的黃河石玩，看到有老百姓在那兒篩沙子。我就問一個大爺，這兒怎麼會有這麼多沙子？他說，這是黃河古道。我問，黃河古道怎麼離黃

河那麼遠呢？他說，還有一條古道，比這還遠呢。我有點迷惑
了，為什麼黃河有這麼多古道？老人家告訴我，哪兒堵住了，它
就從別的地方兒繞道唄。我當時一下子就想到了人體的經絡，經
絡是不是也和黃河古道一樣？我馬上意識到，病人的經絡和健康
人的應該是不一樣的，它改道了。所以我在《生命空間論》一書
裏面一再強調，把經絡當成一種不變的常態是不對的。

後來我就慢慢找這個規律。什麼是最佳治療點？堵塞的點，
就是最佳的點。堵塞點是什麼點？當時想到的是壓痛點、最僵硬
的點，後來透過空間理論又提升了一步，就是一種空間阻滯點。
你想一想，它變僵硬了，不就說明應該是空間的地方被實體佔有
了嗎？

李炳青：您的試驗是一直在自己身上，還是在病人身上？

張克鎮：當然必須在自己身上試了，試了兩年零八個月，真
正試驗出規律來了，我才給病人用。我有一個主張，跟我的學生
也總說，如果你不知道這個針扎到病人身上能起什麼作用，就不
要扎。原因很簡單，人家找你來看病，難道是為了讓你試的嗎？
要試在你自己身上試。你必須知道這個針扎進去將會起什麼作
用，不能太盲目。不能說百分之百把握，但至少不要你自己都沒
有弄明白就盲目地在病人身上亂扎吧？我在臨床上就是這樣要求
自己的，絕不輕易去給病人扎針。

李炳青：您的針法的基本原理是什麼？

張克鎮：用一個字來概括，那就是「通」。具體到臨床上，
就是把阻滯點解除了就行了。

李炳青：您的扎法跟別人有什麼不同嗎？

張克鎮：傳統的進針手法，病人應該是有一定的痛感的。因為想把病人的痛苦降到最低，就要考慮這麼幾個問題：第一，病人為什麼痛？因為皮膚的神經末梢最豐富，進針速度的快慢，決定著病人疼痛的程度。我當時一直在想，如何提高進針的速度呢？我看到小鳥啄食，脖子很靈活，又特別快，還特別有力。突然想起我小時候曾被喜鵲啄過，那勁兒真的很大。我把這個體會運用到進針上，就無師自通了。一般我扎針別人感覺不到疼就進去了，所以，好多東西都得去琢磨，醫學是永遠都琢磨不完的。大部分人進針是肩和肘關節著力，我用的是腕關節，腕關節的速度是很快的。第二，進皮膚的距離越短，疼痛越少。垂直進針應該是最短的，所以我一般都是直著扎進去，然後再根據需要的角度斜著扎，這樣病人就不怎麼痛了。

針灸是一個特別重要的臺階，找到「元通針法」這種規律對於以後的醫術進步很重要，再後來，由臨床實踐又慢慢就上升到空間理論了，尤其是1996年發現空間理論之後，就又上了一個臺階了。

李炳青：您的名氣是什麼時候開始的？

張克鎮：應該說我在醫學上成名比較早，1993年前後吧，開始是在蘭州軍區開了一個會，叫軍事文學創作座談會。我那時不是寫詩和歌詞獲得兩個一等獎嗎？座談會上除了一些在寫作方面有影響的名作家，還有一些首長。就在這個座談會上，首長發現我不光會寫點東西，看病的醫術也挺與眾不同的。有

一位首長當時因為腿痛得很嚴重，看了好久沒有治好，我給他一看，當時就減輕，不幾天就好了。後來會上陸續又有很多人找我看病，並且有不少是透過其他方法沒有治好的，一試，多數都首次就有不錯的效果，都挺滿意。首長就把我調到了蘭州軍區的體工隊，讓我為解放軍柔道隊服務，我們當時的門診也可以對外，慢慢地找我看病的人就多了。久而久之，在蘭州軍區就有了點小名氣，病人送我外號叫「張一針」。那時採訪我的文章挺多的，蘭州軍區有兩任創作室主任都給我寫過報告文學，有一個著名的老作家給我寫的報告文學，在《解放軍文藝》上都發表了。

後來到了1996年，當我發現「生命空間理論」以後，知道以前做的這點事情實在是微不足道，醫學未知的領域很多，需要更踏實地潛心做學問，於是人馬上就靜下來不浮躁了，不怎麼再和媒體接觸。從1996年一直到2000年調到北京及到北京之後的2006年，我一直在潛心研究並努力完善我的生命空間理論。

李炳青：您是怎麼想起研究生命空間理論的？

張克鎮：前面說了，在當實習生的時候，我就意識到：是不是醫學理論層面出了問題，甚至是醫學的大方向出了問題？

軍校畢業以後，我在自己身上做實驗，創立出了一套針法，叫「元通針法」，像頭痛之類的病，靠這套針法多數病人很容易就解決了。但是那個時候有人問我頭痛是怎麼回事？你為什麼就能用一根針解決？為什麼以前的治療總是容易復發？我於是就用中醫理論解釋一點，西醫理論解釋一點，反正就是怎麼能說明問題就怎麼解釋，東一榔頭西一棒子的很不系統。後來，我參加了

一次「全國中西醫結合治療學術研討會」，我當時在會上既要演示針法，又要解釋為什麼。有很多同行問了同樣類似的問題，我也是中醫一點、西醫一點這麼解釋。下來之後，有些專家對我這個解釋和我的針法都挺感興趣的，晚上就到我房間找我討論。

我當時是針對腰腿疼的問題給大家演示的。我的觀點是，腰痛的症狀肯定不像教科書上所說的，或者目前醫學所認識到的那樣，是由骨刺或者椎間盤壓迫導致的。可能有極少數的一部分是，但是絕大部分肯定不是。為什麼？即使不用醫學思路，就用普通邏輯來推就能發現問題。在臨床上，這一類的病人大都有一個共同的常見現象，就是疼痛有時候輕有時候重，有時候乾脆就不疼了。為什麼會這樣？很多人的解釋為椎間盤突出或者骨刺什麼的，但是骨刺它能今天縮進去，明天長出來嗎？它肯定是持續存在的；同樣，一些陳舊性的椎間盤肯定也是相對穩定、持續存在的。如果疼痛是由骨刺和椎間盤壓迫造成的，應該持續疼痛才對。如果是有時候輕，有時候重，有時候一點都不疼，那肯定和別的因素有關。我當時就是這樣想的。到底跟什麼因素有關呢？就要考慮是什麼壓迫了神經，因為能壓迫神經的因素太多了。

後來在臨床上慢慢我就發現一個規律，凡是疼痛的一側肌肉的緊張度都很高，這就是說疼痛很可能是由緊張度增高的肌肉等軟組織的壓迫導致的。那麼，又是什麼原因導致軟組織的緊張度增高呢？這是一個更深層次的問題，也是疾病的最終的原因，找到了這個最終的真正原因，對於治療的意義是最關鍵的。我經常跟我的學生說，當醫生一定要學會找病因，這是治病的先決條件。找病因就像剝洋蔥一樣：你看，腰疼是神經受壓造成的，那神經究竟受到了什麼壓迫？是受到軟組織壓迫。又是什麼導致了

軟組織緊張度增高呢？就這樣一層一層地往下剝，剝到最後看到的，就是真正的病因。

　　我的這種解釋問題的方法，在那個會上引起了注意。當時我認為軟組織的緊張度增高肯定跟風寒之類的因素有關，但當時的思路還不清晰，也不系統。當時有個專家提醒我說，其實你已經有了自己的一套思路，為什麼不形成自己的一套解讀方式的理論體系呢？

　　於是我帶著這個問題回到單位，想如何架構一套新的解讀體系，這個問題讓我鬱悶了好長時間，怎麼想怎麼琢磨也找不出一種理論能讓我滿意的，雖然能朦朧地感覺到它就在不遠處，但就是進不了門，無門可入。我有個習慣，一旦要思考什麼問題，就像著了魔般，吃飯、睡覺、走路都在想，誰跟我說什麼我都聽不見。有的時候我會把所有的門窗都關上，把手機關上，把電話線拔掉。然後先靜坐半個小時到一個小時，使自己的心靜得像水一般清澈，拿支筆，靜靜地坐在那兒一步一步地想，想起什麼就隨手記下來。

　　直到有一天，我在思考這個問題時不小心把一個杯子摔到地上，杯子打碎的聲音截斷了我的思路。我蹲在地上揀那些碎片，突然腦子裏面閃出一個念頭：這個杯子的重量應該和原來是一樣的，它為什麼就不能喝水了呢？是因為它的形態發生變化了。形態意味著什麼？意味著空間。我馬上想到了《道德經》的第十一章的那段話：「三十輻共一轂，當其無，有車之用。埏埴以為器，當其無，有器之用。鑿戶牖以為室，當其無，有室之用。故有之以為利，無之以為用。」車輪、杯子、房子之所以有用，是因為空間的存在。人體是不是也一樣符合這個規則呢？我當時想

到的第一個人體的器官是肺。肺是非常典型的空腔器官，肺的氣管、支氣管、肺泡，沒有空間能運行嗎？在很多人的認識裏面，空間就是「沒有」。其實空間不是沒有，空間是一種客觀的存在，它不僅僅是一個結構問題，也是一個組成問題，它是大千世界很重要或者說是最重要的組成部分，當然也是生命與人體最重要的組成部分。如果我們把人體一層層地往微觀方面來看，最後放大到原子層面之後，假如我們從原子層面來看人體結構的話，人體的組成基本上就是空的，而不是實的。為什麼這麼說呢？因為如果把一個原子放大成籃球那麼大，那麼作為實體的原子核也就只有小米粒那麼大而已，其他的都是圍繞它旋轉的電子形成的雲霧空間。而原子核仍然不是絕對實體，它仍然可以被再繼續分割為質子中子等，為什麼可再分割呢？因為仍然有空間的存在！所以我在我的《生命空間論》自序中說：「即便我們全神貫注地去尋找並研究實體，去尋找並研究實體之中的實體，那麼最終還是會發現，被我們認為是實體的東西，仍然是由空間所組成或被空間所層層包裹！」

李炳青：您打碎了一個杯子，腦子裏就出現了《道德經》的第十一章，說明您對《道德經》如數家珍。您是從什麼時候開始對老子很感興趣的？您最感興趣的是他的什麼東西？

張克鎮：接觸老子是比較早的，我在初中的時候就接觸老子了，後來在老師的指導下還受過一些特殊的鍛煉。感興趣的就是他的那種處世態度和方式。表面上看來，他那種方式和現實生活是不吻合的，給人的錯覺似乎是消極、悲觀，其實不是。這一點我從上軍校時就意識到了，我當時是二十歲多一點，就發現以老

子的態度來處世，能使生命達到一種平和、幸福的狀態。我當時發現一個現象，班級裏面評先進，從來不爭的那種「老好人」，得的票數總是比較高的，這不是很像老子說的「後其身而身先」嗎？不很像老子說的「夫唯不爭，故天下莫能與之爭」嗎？養生也是一樣。我在臨床上碰到很多病號，天天緊張得不得了，今天打個噴嚏就說自己不行了，明天又說大夫我這兒碰破一塊皮，後天針灸時有個地方青了一點就嚇得哆嗦，不斷地問：「醫生，怎麼辦呢？」其實這類的病人把身體置之度外時，往往生命才能夠最安適。為什麼？從空間角度解釋的話，你的緊張恰恰使你身體的空間變得狹窄，氣血的通道受阻，維持生命運行的氣血運行起來就比較吃力，生理功能達不到最大化。當然，我們也不主張把自己身體完全不當一回事，而去糟蹋身體。「今朝有酒今朝醉」的做法是一種對健康的破壞，是違背生命規律的。

李炳青：臨床上真有這樣的例子嗎？病人做到「無為」了，他的病反而治得特別好？

張克鎮：其實這種例子很多。在當實習醫生的時候，覺得有些現象根本無法解釋。有的病人我們用常規判斷他的病只能維持很短時間的生命，比如有一些風濕類的疾病，甚至有些腫瘤患者，醫生都認為他馬上就要離開這個世界了，但是一旦這個人處在一種把什麼都看透了的狀態，反而能使生命延長，把生命品質提高，甚至有的還能夠自愈。無為的過程有點像太極原理。太極和《道德經》也是有聯繫的，由無極而太極，太極生兩儀，兩儀生四象，四象生八卦。太極拳就是按照這個路數這麼來的。其實「無極」的狀態和老子的「無為」是有密切關係的。所

謂的「道」，「道生一，一生二，二生三，三生萬物」，上升
到「道」的境界以後，你看待很多東西，就會像佛家所說的那樣
「圓融無礙」。既然人生於天地之間，必然要遵循自然規則，生
命規律與疾病規律也應該符合這個規則。

李炳青：中國傳統哲學對您的影響很大？

張克鎮：我覺得如果對中國的傳統文化的認識一竅不通的
話，作為醫生尤其是中醫，絕對達不到一定的高度，光研究西
方的東西對於醫學而言是不夠的，西方的研究多是用推理的、
邏輯的方式，尤其在現代醫學的研究方法中多採用諸如實證的
「還原論」的方式，雖然它的邏輯看上去特別縝密、特別嚴
謹，但是它只不過是在邏輯程度上的提高，以及對於實體結構
認識的精密度的提高，而對於生命與疾病的宏觀規律及運動規
律，是無法用這種研究方法來研究的。我們現在的顯微鏡、電
子顯微鏡，包括CT、核磁等一系列東西的運用，給我們帶來
「醫學進步了」的錯覺，其實這些都是現代科技的產物，醫學
本身並沒有因此變得更先進多少，只不過我們借助現代科技手
段，把人類的眼睛延伸、放大了而已，看到的還是那些東西。
它只是一種倍數的放大，或者是一種手段的延伸。從本質上
說，我們所看到的仍然是現象或者說結果。至於是什麼原因導
致了這個現象或結果，這個現象是按照什麼規律體現出來的？
現有的科技手段是很難幫助我們來實現的。現代科技是人類的
工具，必須把我們的思想融合到裏面才能實現。也就是說，如
果我們人類思想的高度不夠，有再好的工具，也不可能達到預
期的目的。

李炳青：您的意思是說東方哲學可以解釋類似「道」的層面，然後西方科學是解釋類似「術」的層面？

張克鎮：至少現代臨床中存在的越來越多的現象告訴我們是這樣的。應該準確地說，目前我們沿用的西方還原論的思維方式與研究方法所得出的一些結論及實踐的方法，只能停留在術的層面，它最高水準也很難近似於「道」，我個人認為是這樣的，可能有點片面。而真正把握到中醫規律的中醫師才會體現出真正意義上的「道」的層面。其實，你想想《黃帝內經》裏的「恬淡虛無、真氣從之」和老子的「無為而治」是不是有很多相近的地方啊？具體到人體的養生方面，更沒有什麼質的區別了。其實就是特別講究一種「鬆」和「靜」，一種無論是精神還是肉體的「鬆」和「靜」。其實你如果做到了「鬆」和「靜」就是把身體空間的最大化，空間最大化就是一種最好的養生方式，因為空間最大化之後也意味著人體內的各種通道會暢通無阻。而使正常空間最大化，也是治療上的一種最佳方式。

其實能認識到這一切，都源於那個被打碎的杯子，是它讓我一下子開了竅：我首先想到了肺，它當然是人體中最具典型的空腔器官，接著又論證了血管、胃腸道，很快就發現人體的循環系統、消化系統、泌尿系統甚至內分泌系統、神經系統都符合空間的規律，當然這是宏觀上的，而微觀方面是不是也符合這個規律呢？從微觀上來說，具體到一個細胞也一樣，細胞的新陳代謝就是靠細胞膜的空間進行內外物質的交流，細胞膜的空間和通透的程度，決定細胞交換是否正常。細胞核、核膜的空間也同樣符合這個規律。如果繼續放大，在電子顯微鏡下面還會看到細胞核當中存在的DNA，它似乎是實體，其實仍然

是一個空間結構，我們知道DNA是雙螺旋結構，雙螺旋結構不就是空間結構嗎？

空間與疾病有關係嗎？繼續論證的答案是肯定的。疾病往往是正常空間失常的結果，如腫瘤就是原本在空間的部位出現了實體性的組織；血栓就是正常的空間通道被栓體佔有；幾乎所有的炎症都是正常的空間被液體滲出佔有的結果……而正確的治療，往往是恢復正常的空間。

這個論證出來以後我特別興奮，當時就給一個很好的戰友打了電話，當時激動地甚至在電話裏對他說了粗話。他當時就懵了，說，我是不是哪兒得罪你了。我說，你沒得罪我，我告訴你，我發現了一個非常偉大的醫學規律，它很可能改變我們醫學和人類的健康命運。你趕緊過來，我給你說說！

其實我當時研究到這個層面，也是一種誤打誤撞。後來我在《生命空間論》的自序裏說，為什麼原來我感覺到找不著進入的門或者說無門可入呢？恰恰是因為到處是門。由於這個「門」和我們心中的那個「門」不一致，就錯過了進入的機會。不光是醫學，肯定很多學科都存在這樣的現象，或者說都在這樣錯過。仔細想想，其實我們要做一件事的時候，自己心目當中就會認為這件事「應該是什麼樣」，反而把自己限制住了。這其實就是佛學中所說的「所知障」，即我們已知的成見反而成了探求真知的障礙。受「所知」的限制，我們往往會按照我們已知的東西去衡量並認識世界、認識生命、認識人體。一旦落入這種執著的窠臼，進入淺薄的認知層面，我們認識問題的高度、深度與廣度就有限了，等於是用我們自己學的東西遮住了我們應有的智慧。

我常跟學生們說，做醫生的大致可分為四個層面：第一是知識層面的醫生，這類的醫生，天天在用自己所學的知識認識疾病與診治疾病；第二類是技術與經驗層面的醫生，這類醫生看病憑藉的除了知識之外，還有積累的經驗與掌握的技術，雖然比僅用知識看病要高明一些，但仍然只是零打細敲的一些「術」之類的；第三種是思想層面的醫生，這類的醫生除了用知識、技術與經驗之外，還會根據不同的表現與現象進行思考，用思想來分析甚至是沒有見過的疾病並進行治療。如果把知識、經驗比做是一顆顆的珍珠，那麼思想就好比是一根線，能把珠子串起來的；最高明的醫生，已經不局限於醫學了，他已經打破了醫學與其他方面的屏障，是用智慧來看待生命與疾病的。智慧是高於思想的，真知灼見才能稱為智慧，超脫於智慧層面的就是得道的人，像釋迦牟尼、老子，這些人是屬於大智慧的，所以作為醫生經常學一些醫學之外的學問，會有利於醫道的提升。

　　現在有人說，世間掌握了一些知識和普通思想的人，千辛萬苦爬到山頂，發現老子和佛陀都早就坐在那兒了，確實如此。醫學需要我們重新好好反思，如果我們仍然沿用現在的這種思路的話，現代科技無論怎麼發達，面對很多疾病還是無能為力的。

　　我們想一想二十年前、三十年前、五十年前，科學沒有現在發達的時候，疾病的種類能比現在多多少？現在科學這麼發達了，診治的手段增加了，藥物的種類增多了，疾病的種類又能減少多少呢？疾病的發病率降低了嗎？死亡率降低了嗎？有人可能說壽命延長了，這不是醫學進步的成果嗎？壽命延長確實跟醫學有關係，但是不僅僅取決於醫學，還取決於生活水準的提高，取

決於社會制度的逐漸完善，取決於世界大環境的相對和平，你說是不是？它跟這些因素都是息息相關，不能把功勞全都歸到醫學身上。當然醫學和現代科技也起到了重要的作用，但不是唯一的作用。

李炳青：把自己的想法寫成一本書，不容易吧？

張克鎮：是挺麻煩的。說實在的，真正要做學問，是不屑於抄來抄去的，但架構一個新的理論系統特別難，更何況現在中醫和西醫已經有自己獨到的系統了，又是相對完善的。你要想在這中間再架構一個系統，甚至不能與前二者矛盾，有不少觀點甚至要有超越的境界，那就更困難了。難在哪里？第一，你要符合臨床，即用它來治療很有效；第二，你要符合中醫的規律；第三，你還不能和西醫矛盾。和各家學說相比，你是一種新生的東西，只要有漏洞，就是死路一條。所以你必須要超越現有的體系，在理論上還得能站得住腳。第四，你還必須符合現代科學的原理，不能與之矛盾。

理論上要分幾個層面，第一個層面就是哲學的高度；第二個就是中醫、西醫的既有理論，在理論層面上必須能和既有的中西醫理論不矛盾；還有一個關鍵問題，就是你在實踐層面上一定要有良好的療效，甚至要優於其他的臨床實踐才有意義，否則，你的存在就沒有意義。不管是在解讀、判斷疾病，還是在治療疾病的環節上，都必須做到這一點。

李炳青：您第一次把這個理論弄出來，那一刻您心裏想的是什麼，想跟人分享是嗎？

張克鎮：當時有兩個願望。第一個就是跟人分享和交流，希望自己的成果能為更多人服務，就像一個家長希望孩子成才一樣；還有一種心態，我是等著別人給我挑毛病的，我是說善意的、學術的毛病，不是那種攻擊性的，比如「你中醫是偽科學」、「你那個沒有資料的驗證」之類的。

　　書還沒有出版之前，我請教過一個院士，他說「生命空間」的結論過早。我說，怎麼說呢？他說即便是別的治療沒有治好的病你用你的方法治好了，你怎麼就知道這是透過人體空間治好的呢？你得用「科學資料」來說話，你得透過實驗來證明。我說，如果我是有條件來做科研，並且已經透過實驗證明了的話，我就不需要來請教各位前輩了。其實人們在思維上有一個特別大的誤區，就是還原論的思維方式的缺陷——你是先有了理論，還是先有了實驗？這是一個因果關係問題。是先有了問題還是先有了結果，然後得出結論，或者說是思想在先還是實踐在先？從另一個視角來看，生命的規律都能透過現在已經擁有的所謂「科學資料」體現出來嗎？體現不出來，就是不存在的嗎？所以，這是哲學或者說思想層面的問題。我特別欣賞有些大科學家、哲學家、思想家，包括愛因斯坦，他就說過任何一種思想的誕生，比你去驗證它更重要。

　　一個思想一旦確立以後，驗證它就是「術」的層面上的問題了。當然，我們也不能排除，該思想的起源很可能也是受到實踐中的一件事的啟發產生的。我很想讓大家多提一些建設性的意見，就是這個「生命空間理論」存在的漏洞，哪一個地方有問題，應該如何完善。我甚至希望聽到有人指出方向性的錯誤——「在你的理論當中，如果加上什麼什麼是不是更好？」

我的處事原則就是這樣，別人做過的事我便不太想去做了，因為那樣意義就少了很多，就沒有我存在的價值。我只希望做有意義、有價值的事情，哪怕只是一點點。

　　其實還有一個就是在臨床上，你們有時候也能看到我特別地焦慮、著急。因為我感覺到，來找我看病的病人很多都是被誤診的，尤其用我的理論和總結出來的規律一分析之後，感覺有時候所犯的誤診錯誤是很低級的。所以就特別急於把我的一些對醫學、對生命、對疾病的認識傳播出去，讓更多的人認識到它。我為什麼要把我的醫學見解做成通俗的？就是要讓大眾認識到，不要輕易地把自己的生命交給別人，哪怕是醫生。有很多的病因只有你自己知道，因為有些病因是隱私，還有些病因屬於你的生活習慣、飲食結構、心情狀態、工作環境等，這些除了你自己知道，醫生他能知道嗎？而這些除了你自己去改變，靠醫生與藥物能改變嗎？從這個意義上說，健康的決定權應該由自己所掌握的。一個醫生一上午看幾十個病人，他有足夠的時間和你分享和你分析討論你的疾病及你的病因嗎？有時候甚至開處方的時間都匆匆忙忙的。透過這個角度來看的話，我們宣傳一種對醫學的正見可能比看一百個病人更重要，是一種更大的慈悲。

　　為什麼這麼說？因為我們在臨床上需要改變的觀念太多了。

　　首先我問你們一個問題，你覺得什麼樣的診斷方式才是科學並準確的？大家肯定就說，儀器檢查、化驗呀。大錯而特錯了！我且不說從儀器檢查到醫生對結果的解讀等各個環節都有可能導致誤診，即便說儀器所有的檢查結果及醫生判斷所得出的結論都是正確的，最後得出的是什麼？是疾病作用於人體之後所導致的結果，而並非病因！或者如果我們把一個疾病的起源、發生、發

展、形成等看做是一個完整的過程的話，那麼我們用儀器等所做出的結論只是這個整體過程中的一個小小的片斷。而醫生治病最重要的是什麼，是找病因，再根據疾病的原因進行有目的有靶向的治療。病因在哪里？所有的病因儀器都能檢查出來嗎？當然不能！我們更要注意，無論是器官形態的變化，還是化驗資料的異常，這些都是病因長期作用於人體或人體器官所形成的結果。因為很多疾病的產生與你的生活環境、生活規律、工作狀態、飲食結構，甚至包括一些不良嗜好等有密切的因果關係，要從這方面來找。當然還有精神狀態、藥物濫用之類的，還有很多其他每個人不同的甚至無法預料的一些原因，這些因素多半是靠儀器檢查不出來的。從這個意義上來講，我們投入了很多的金錢所做出的檢查結果，實際上對於疾病的預防、診斷、治療等意義並不像我們期望的那麼高。

但是現在我們錯了，越來越多的醫生與病人更相信甚至依賴儀器檢查的結果，而不是去認真地分析是什麼原因導致的這些結果，因為在多數人看來，儀器檢查結果比醫生的問診及醫生的物理檢查更準確、更科學、更客觀。作為醫生呢？醫生診斷疾病也好，開處方也好，做其他治療方案也好，都是以這些檢查結果作為依據來制訂的。我們忽略了一個最基本的常識性的事實：所有的指標都是由我們人為地制訂的，所有的儀器又是由我們人來製造出來的。我們可以把高血壓的高壓標準定為160以上，而某一天，我們又會把它改為140就變成了高血壓。總之很普遍的現象是，各種儀器檢查的結果卻成了左右我們制訂治療方案的依據。你頸椎有問題，儀器一檢查有骨刺了，那就手術啊，椎間盤有問題也是做手術。但是手術能解決問題嗎？骨刺和椎間盤是導致頸

部症狀的真正原因嗎？如果不是，那它們真正的原因是什麼？怎麼形成的？你這個疼痛是由於骨刺和椎間盤壓迫引起的嗎？如果是的話，為什麼有時候輕有時候重，甚至有時候乾脆就沒有症狀了呢？為什麼你運動完之後反而更輕鬆了？人們很少去想這些。實際上手術對這類疾病的治療很可能是錯誤的醫療方法，因為它的病因並不是因為椎間盤和骨刺壓迫所造成的，恰恰相反，很多臨床證據表明這些多是疾病的結果。比如很多人得頸椎病，原因就是長期不運動，或者伏案工作導致頸部的肌肉緊張度增高，然後引起局部的血液、營養供應出了問題，導致肌肉纖維化、鈣化，以及肌肉彈性的改變，最終導致頸椎生理彎曲的改變，於是一系列的問題就來了，壓迫神經、血管，出現一系列的症狀。我們如果知道了這個病因和致病機理，問題就很簡單，改變生活規律、工作習慣，多運動，恢復肌肉的正常彈性，疾病不就好了嗎？

前面我提過「不治之治」，我也常跟我的學生講，一個好的醫生當面對某些疾病的時候，最高明的辦法往往就是這種「不治之治」。我在臨床上遇到的此類問題太多了。我舉兩個最簡單的、最有代表性的例子。一個是2010年從澳大利亞回來的病人，咳嗽了八個月。在澳大利亞治療了六個月，在中國治了兩個月，多是用抗生素或止咳嗽的藥物及其他對症的藥物，效果不好，後來用中醫治療，也沒有減輕。來找我的時候邊說話邊咳嗽。我看了他的穴位反應和脈象，覺得他的咳嗽跟我見過的都不一樣，有點蹊蹺。然後我就和他一起分析病因，最後我找到一個核心點上，你知道是什麼嗎？他長期吃一種降壓藥，叫蒙諾，我說很可能是這個藥導致的副作用，你把這個藥停一下試試，咳嗽可能

會因此而消失。他說血壓高怎麼辦？我說沒事，這兩天我給你用針灸和中藥來調節。結果他把降壓藥停掉了以後，第三天就一點都不咳嗽了。這就是「不治之治」。然後他就問，我不吃這個藥了，血壓怎麼辦？我說你這幾天的血壓升高了嗎？他說沒有。我說那不就得了，我給你用針灸和中藥的辦法。你吃蒙諾，血壓是不高了，但是咳嗽這麼厲害，你為什麼還要吃？這也算是我前面提的「所知障」吧？

李炳青：您是怎麼發現他是因為吃這個藥導致的咳嗽？

張克鎮：其實我架構了一個新的疾病辯證的體系。這個新辯證體系不是什麼陰陽五行或表裏虛實寒熱什麼的，而是從致病原因上一層層地剖析，我認為組成生命結構的所有元素，影響生命的所有元素都可以成為導致疾病的原因，甚至包括以上諸因素之間的協調。你從外到內逐一分析，像剝洋蔥一樣逐個排除，就能找到致病的因素。

我為什麼說分析疾病找病因就像剝洋蔥一樣呢？你想，洋蔥是一層一層的，當你剝開外面的一層，那麼裏面一層未必是最終極的核心，你還可以繼續向裏面剝，當你剝到最核心的位置時，你切開一看，哎呀，原來裏面是空的！其實，很多疾病的終極病因，正是如此！例如像我上面舉的咳嗽的例子，你說病因不就是因為一種藥物的副作用嗎？你什麼都不需要治療，只把這種導致疾病原因的藥物停掉病就好了，找對了原因，就這麼簡單！我再舉個例子，有一個從事媒體行業的病人，老是頭疼，多少年都沒治好。看了十來年病，醫院和醫生都在當神經血管性頭痛治療，一直就沒好，當她來到我門診時，我發現是頸椎的問題，給她做

了針灸和頸椎問題的推拿矯正，當時就不疼了。但是過了一個禮拜又開始疼，再給她進行類似的治療，過一個禮拜又疼了。後來我就琢磨，頭疼是頸椎問題導致的，那麼頸椎是什麼導致的？我就幫她分析，最後找出一個核心點是生活習慣。每天早晨起床她都要洗澡，然後吃完早餐就上班去了。我就注意到這個細節，我說你洗澡之後吹乾頭髮沒有？她說沒有。我說，你看這就是問題，洗完澡頭髮是濕的，水蒸發要帶走熱量，頸部的溫度就會變涼的，尤其是冬天，脖子肯定會很涼，它會導致肌肉緊張度增高甚至痙攣，如果頸椎部位的肌肉肌張力不平衡，它就會影響到頸椎的生理彎曲，原因就在這兒。後來她就洗完澡之後把頭髮吹乾，基本上就再也沒犯病。

臨床上這種情況特別多。其實任何疾病，你如果善於找病因的話，找到根上，可能是很小很小的一個由頭。原來在蘭州軍區的時候，我治療過一個風濕病的病人。別的風濕病一治就明顯減輕或者好了，並且還比較穩定，好長時間都不發作，可是這個病人，治完了以後，過幾天又不行了，治了很多次都這樣。後來實在沒有辦法，我說這樣吧，我去你家看一下。看了才知道，他住的是半房，房子在兩棟樓的夾角上，一年四季見不著陽光，低暗、潮濕、寒涼。這本身就是風濕病的一個發病原因，病因不除，病怎麼能好？

看病就這麼簡單，你不要以為它多複雜。要從宏觀上明白疾病的規律，從大的方面找原因。而不是從分子層面、細胞層面找，那只是結果，而不是病因，組成我們生命體的任何部分都會受到周邊環境的影響。如果上述的疾病我們從分子層面找的話，怎麼可能判斷出來真正的病因呢？如果判斷不出真正的病因，怎

麼可能找到正確的治療方法呢？但是看病是需要特質的，特質不是說你的學歷有多高，其實就是悟性的高低。對於醫生的訓練，並不是要灌輸他多少知識，而是要教會他如何有自己的思想，然後用思想去分析解讀疾病，好的醫生看一個複雜的疾病，就像庖丁解牛一樣，是很清晰簡潔的。知識只是思想的工具，沒有思想只有知識，反而會成為束縛思想的障礙。

李炳青：實際上就是一個悟性。杯子天天有人打碎，只有您想到了生命的空間；就像蘋果天天往下掉，只有牛頓在那個瞬間發現了萬有引力一樣？

張克鎮：我曾經說過，自然的法則就是這樣，雖然真理已經擺在了我們的面前，它甚至會像蘋果砸在你的頭上一樣，無時無刻不在撞擊著我們的靈魂之門，但只有智者才會從那個墜落的蘋果上發現萬有引力的存在。

當時是怎麼回事呢？《生命空間論》出版之前，我去拜訪並請教了幾個前輩。有個老先生問我你來找我想談什麼？我說我想請教人體中存在的空間的問題。他說人體有空間嗎？我說，有啊。我當時沒帶筆記本，我對著列印出來的稿子，向他請教我的人體空間的概念。他說，人體是有空間，那它和病有關係嗎？我說，有啊。我就把人體空間致病的原理講給他聽。他接著又問，那它和治療有關係嗎？我說，有啊。他說，那你也說明不了，你治病就是透過空間來治好的，你得拿出科學實驗的資料來說話。你有科學的資料嗎？你沒有就不能這樣說。我說，如果現在我把這些資料都能找出來的話，我誰都不用請教了。臨走前他說，其實這個空間問題誰都知道啊。我說，可能是，我們任何人的

生活、新陳代謝、疾病診治都離不開空間，就如世界上成千上萬人都挨過蘋果砸，只有牛頓發現了萬有引力。最後快要告辭了，他說，空間也不是一個醫學問題，它更應該是一個哲學問題。我說，是的，如果在哲學層面上有漏洞的醫學，它也不會是完整的。這些話雖然是我們之間彼此的對話，但是這類的觀點，肯定不會是個別的，應該有一定的普遍性。

我認為，即便空間和實體的問題只是個哲學命題，並且我也深知哲學並不是解決所有醫學問題的萬能鑰匙，儘管無法得到實踐檢驗的某些哲學觀點，如佛學中所說的「水月空華」。但如果在哲學層面上漏洞百出的醫學一定是幼稚的醫學。生命空間學說的意義，不僅僅在於它符合哲學原理，不僅僅在於它構造了一個完整的人體形態結構，更在於它臨床上經歷了無數次不斷地檢驗、修正，在理論上乃至醫學模式上，不斷地完善、補充、再修正、再完善，以至於它能夠很好地指導臨床實踐，我從1996年開始萌芽之初到2006年10月完成《生命空間論》，從理論層面論證過，用臨床實踐檢驗過並取得很多成功，這個確實是我已經做到的東西。其實在2006年10月《生命空間論》出版之前，在這個理論的指導下，我在臨床上已經取得了很多成功，要不然也不能形成這本完整的書。

李炳青： 再說說您是怎麼調到北京來的吧？

張克鎮： 自從1996年參加那次全國的醫學研討會之後，讓我更加清醒地認識到，當前的醫學基礎理論需要有質的突破才能真正指導臨床實踐。我當時很自信的，我想我應該架構一個新的理論體系來完成它，這是我當時最想做的一件事。

第二件事是什麼呢？我當時覺得，要想形成一個新的理論，必須借鑒最先進的醫學思想和醫學技術，但當時我對國外的醫學發展情況不甚瞭解，很想有機會去國外瞭解一些這方面的動態。剛好1998年有一個契機，我應邀到日本去訪問，接觸了一些他們治療疾病的臨床情況。我發現像日本這樣經濟與科技相對發達的國家，實際上從醫學的視角來看，他們仍然連一些最普通最常見的疾病也沒有很好的治療辦法，比如連肩周炎這樣極普通的疾病都沒有什麼好的辦法治療。也就是說從西醫這個層面上來衡量，國內外是一致的，更深一些思考，會發現這種差距不大的原因在於醫學的基礎理論並沒有太大的差別。所以說醫學的基礎理論，在世界範圍內都需要有一個大的根本的突破。我回國以後就天天研究這些東西。當時我們一個首長問我，去了跟人家學到什麼東西了？我當時特別自信，笑著說，回來後感覺更自信了，因為中醫針灸能很容易解決的一些問題，他們仍然解決不了。

　　其實當今醫學存在的很多問題已經擺在我們面前很久了，只是面對這種漏洞百出的醫學，人們已經變得習慣甚至麻木了。有一位哲學家說過，當鞋合腳時，我們會忘了鞋的存在。但是對於一隻麻木的腳來說，這句話就不再適應了。任何一門學科都會存在問題，問題本身並不可怕，可怕的是我們對問題熟視無睹甚至麻木。我感覺現在的醫學的某些方面就是如此，它就像一隻非常精美的錦盒，它裏面盛的是什麼東西，沒有人敢去打開它，或者說沒有人能找到打開它的鑰匙。你如果真的把它打開了，可能會讓人大失所望，美國科學院有一個叫湯瑪斯・路易斯的院士在他的著作《最年輕的科學》中有一句話值得我們深思：「我們對真正有用的東西瞭解甚少。我們雖然繁忙地對疾病進行分析，但卻

無法改變它們大多數的進程。表面看來很有學問的醫療專業，實際上卻是個十分無知的行當。」

1998年我從日本訪問回來之後，我自己覺得應該有一個更大更方便的平臺能夠不斷及時地掌握資訊並方便交流，學習吸收先進的東西為自己的醫學思想打下更堅實的基礎，很想找機會離開蘭州。當時沒有人知道我到底想做什麼，包括現在，我除了平時認真地看病工作，也很少把自己這些對醫學深層面的想法跟別人進行深度的交流。所以認識我的人也多數只是認為我解決一些疾病的時候還有點本事，僅此而已。當然這樣也挺好的，對我的干擾就少了很多。

1998年底有一個出差的機會來到北京，利用這個機會我治好了不少疑難病。有一個病例印象很深，是在國防大學外訓系為一個國外的將軍治療的，他是非洲某國北方軍區的司令，叫凱達，腰疼得走不了路了。校方很重視，請過當時國內數位最好的專家來治療，效果不理想，當時那個黑人將軍說，我是走著來到中國來的，早就聽說過中國的醫術很高明，我總不能坐著擔架上飛機回國吧？國防大學的一個領導是我的老朋友，問我，你能不能治好這個病啊？我說，可以試試呀。他問，你有多大把握？我說，大致有八成吧。他說，真有這麼大的把握呀？你看某某專家都看過的，都認為必須要臥床較長一段時間才行，還不一定能治好。我說，我的思路和他們不一樣，要看這個病人的經絡是否敏感，我扎上針，只要他針感反應好，首次就應該見效。這是我在臨床上總結的一些規律，屢試不爽。結果，首次治療就明顯見效，能放下拐棍走路了，給他治了幾次就完全好了，這個老將軍特別激動，回國的時候還特別致謝。

當時在北京出差期間還治好了一些其他單位的病人，就被傳出去了，後來有幾個單位都想調我去，其中一個就是2000年我調來的三一六醫院。我當時去三一六醫院，就是想著這個地方環境好，干擾比較少，特別適合搞研究。2000年調過來，後來在這兒一邊治病一邊搞研究，2006年10月，基本上把《生命空間論》完成了。

我那時候就幾個愛好，一個就是看病；一個就是到圖書館查資料，或者去書店買書，書占了我所有家當的四分之三；還有一個就是到特別靜的地方去修身養性。

李炳青：您這個願力很好，所以您能做到現在。那麼，您對於未來呢？一個有遠大理想的人，肯定是勇猛精進的吧？

張克鎮：其實我的確對自己的一生有個規劃。包括我在做事情的時候，最少要看五年以後這件事有沒有意義，我從年輕的時候就是這樣養成的。軍校畢業的時候，我那時候鑽到山溝裏去，就有人說我是腦袋進水了。但是當我出來的時候，他們沒有想到那麼快，我兩年多，不到三年就走出山溝到了蘭州市，再後來又從蘭州市來到了北京。

包括我為什麼決定要脫掉軍裝離開部隊，也有很多原因吧。就學術或學說本身而言，由於部隊醫院是嚴格受編制限制的，這種限制無法讓這種新的理論及方法在社會上得到更快更廣泛的傳播應用與弘揚發展，我培養我這個理論和治療方法所必需的人才需要有更靈活的機制。加之對於各種人際關係的處理不是我這個人的強項。所以斟酌再三，還是決定打報告離開部隊這個優越的環境和自己穿了近三十年非常珍愛的軍裝。

現在想想，其實醫學的目標是針對人類健康的，無論在哪兒，只要能夠最大化地把這個目的實現，就是一個醫務人員的責任或方向。所以，我決定以這套新的理論和新方法為基礎打造出一個新的中醫品牌，其實，就從我起的中醫院的名字「泰濟堂」這三個字，就能看出我做這件事的目的與願望了。「泰」是國泰民安、平安康泰的意思，我是山東人，也有我們山東泰山的意思包含在內吧。「濟」就是濟世救人，濟救黎民的意思。我用「泰濟」這兩個字作為我們醫院的名號，也是一看到這個，就讓我們這個正待完善的團隊有一種社會責任感，知道自己應該做什麼。打造一個新品牌的另一層意思，是想糾正一下人們對中醫形象的誤解。做好了，也能讓世人能真正地重新認識什麼是真正的中醫。

　　第一，讓人們認識到中醫不但能治病，而且效果非常棒，不只是如某些人理解的那樣中醫只能「調理」一些慢性病，或者只能是其他醫學的輔助；中醫不是慢郎中，好的中醫治療速度是很快的，並且對一些急難重症，甚至傳染性疾病的治療也很優秀。這是第一個，形象要改觀。

　　第二，中醫是可複製的，不是像有些人說的，中醫不可複製。中醫的複製不僅僅是知識或方法層面的複製，應該在更高的層面上進行複製。

　　第三，一提到中醫，在人們的腦海中的形象就是「老中醫」，老態龍鍾的樣子，我想說的是老的中醫固然有很多經驗與方法值得我們年輕一代的醫生去認真學習繼承，但中醫不一定老了才能夠成名，無論是古代還是近代年輕時候就成名的中醫都不乏其人，而正確的帶教方法可以使年輕的中醫少走很多彎路。我

要求我的一些優秀的學生如果四十歲之前成不了名，是他不努力不敬業。我跟學生說，你們有多大的能耐，要自己發揮。我教給你們的多是基礎的東西，是思想，是規律，當然也有很多具體的方法，至於具體的，怎麼去成長，怎麼去發揮創造性，那是你們的事。因為他們多是研究生以上學歷，知識結構沒問題。悟性，需要一個好老師引導。還有一個是什麼呢？教學生不要只教給他方法，要教給他思想與規律，方法是捎帶教的，這樣出來的學生創造力就會很強，臨床隨機應變的能力也會很強，一定很棒。

李炳青：您對學生在個人品質上有要求嗎？

張克鎮：當然品行好是基礎中的基礎，也是首要的條件。尤其是作為醫生，是面對人的生命的，如果沒有好的品行，你想會多可怕。當醫生最基本的就是要有慈悲心，佛學的一句話講得入木三分，非常到位，叫「無緣大慈，同體大悲」。什麼意思呢？就是說，即便是面對一個與自己沒有血緣親情及友情關係的病人也要不問緣由地用和善、友善、慈愛的態度去呵護關愛他，並把病人的痛苦視為感同身受。如果能做到這個，那你就離當一個好醫生不遠了，或者說，你算是一個好醫生的「胚子」了。我當時在蘭州軍區的時候就有一些知名度了，當時有一個領導親戚家的孩子要跟我學醫。過了一個禮拜，我就給那個領導打電話說，這個孩子不適合當醫生，如果你想讓他當醫生，也不要在我這兒學。我不怕得罪人。為什麼呢？是因為一件在別人看來是微不足道的小事，當時來了一個農村病人，我說要給他扎踝關節附近的穴位，你先把那個地方消消毒。過了半天我再過去，看那個病號連鞋都沒脫呢，他的腳特

別髒，我給他脫掉鞋子消了毒扎上針。就問這個孩子，你是不是嫌他髒？他就沖我笑。我說，你不適合當醫生。對於一個醫生來說，生命永遠是平等的。不管是普通老百姓，還是達官顯貴，作為生命本身應該是平等的，作為看病本身，在看病的時候醫生不應該在這些方面有分別心。

當醫生還有兩點特別重要：第一，一定要讓病人有希望地活著。哪怕是他還有一個小時的生命，你也得鼓勵他，如果你不能給他講清楚死亡是一件並不可怕或者說是生命的一個必然結果，那麼你就讓他有希望地活到最後，這也是最大的臨終關懷。古人說「哀莫大於心死」，一個人如果他知道自己得的是絕症，他再也沒有希望了，他會怎麼辦？你要告訴他，你這個有希望，你看誰誰誰治好了，這麼治會有轉機，始終叫他活在希望當中。哪怕是這樣失敗了，也還有別的希望。這一點特別重要，有了這種心態，他就會樂觀，他就會去努力，痛苦就會因此減少，更不會沉浸在痛苦當中。另外，這種無醫可救也是在你的認知範圍內的，如果生命還有時間，沒準會遇到一個更高明的醫生能夠讓他起死回生呢。第二，一定要讓病人有尊嚴地活著。現在在臨床上，像工業化生產的流水線一樣，在面對病人與疾病的時候，我們過多地關注了知識與技術層面的東西，過多地關注了醫療技術的實施而忽略了作為「人」的病人更需要人性化。在診療疾病的時候，再有尊嚴的人，到了醫生跟前，都會感覺到很卑微、很無奈，這是有違醫學本義的。

李炳青：有沒有把您這個理論推廣到國外的計畫？因為咱們中國有很多時候牆裏開花牆外香。

張克鎮：推廣到國外是有兩個想法。第一，就像你說的牆裏開花牆外香，一種理論可能在國外得到承認以後，國內反對的聲音就會減少，因為的確在某些領域有部分人骨子裏面存在媚外與崇洋的成分。其實中華民族是最偉大的民族之一，我可以毫不誇張地說，中醫是世界上最偉大的醫學。中醫的理論系統很完善，它的臨床治療和理論的連接又非常密切，甚至它能深入到生命的每一個層次，從宏觀到具體的疾病解讀。

　　還有一點，國外的一些人也需要這種改變，需要擺脫這種疾病的痛苦，也有這種醫療需求。我感覺一個人不能狹隘，只顧與自己利益相關的東西，如果能夠推廣得更普及，甚至能推廣到國外，其實也是傳播中國的醫學，傳播中國的文化，傳播中國的形象。我對那些動輒就拿國外的標準來衡量我們自己東西的做法很不理解，例如，拿西醫的理論或標準體系來衡量中醫，拿西藥的理論或標準來解讀與衡量中藥，雞同鴨講，這是很荒唐的。中醫有獨到的理論體系，當然也有自己獨到的評價體系，中藥是用中醫理論來評價的，怎麼能用西醫標準去評價？去制訂標準呢？人家制訂的標準的同時，還要考慮到除了醫學本身之外的一些因素，例如政治因素與經濟因素等。其實標準問題直接牽扯的就是經濟問題，例如你如果標準不合適，你就不能出口，那麼藥物只能從國外向國內進，而向外就出不去，無論你多好都無法讓國外的患者接觸或接受到。我們看看現狀就知道了，世界上排名前五十的大製藥廠中，沒有一家是中國的。這五十大製藥廠，壟斷了世界藥物銷售的90%左右，也就是說很多的藥進入國門後，我們得把自己口袋中的錢掏給人家。

還有一個，中國是醫藥消費最大的國家，進口藥物的消費也是最多的。現在很多人都在降血脂，降血脂有一種藥叫利普妥，就僅僅這一種藥，有製藥廠2006年在全世界賣了144億美元，按照當年的美元與人民幣的匯率，約合人民幣1123億元左右。而2006年，我們中國全國的中藥工業總產值加起來是多少呢？也只有1390.11億元人民幣。也就是說，我們全國的中藥總產值加起來，才跟人家這一種藥差不多。其他的呢？如抗生素則更可怕，濫用抗生素的現象，已經很普遍了，我們國家的藥品花費裏面，抗生素占的比例是很高的。

　　李炳青：構架這麼一個「生命空間論」，和您的願力很有關係。您行醫這麼多年，面對了那麼多的患者，對醫學的認識一定和以前有什麼不同？

　　張克鎮：其實，行醫時間長的人在醫術的造詣上分為兩類：一類人應該是成功的；一類人就必定是失敗者。哪一類人會成功呢？就是隨著行醫的時間越來越長，他的悲憫之心越來越凸現，他的責任感就越來越強了，他的醫術一定是在上升的；那麼還有一種人，就是隨著行醫的時間越來越長，他的利欲心越來越重，這種人一定不能取得醫術上大的進步與成功。可能有人會說利益也是一種驅動力，但這個驅動力是不一樣的。利益的驅動力是外來的，當世俗的利益損耗自身利益的時候，你就不會去做了；而悲憫心不同，它是發自內心的，有時候為了大眾，會願意豁出自己的性命去做一些有益於大眾的事情。

　　其實現在回想起來，我在自己身體上做的各種藥物與針灸的實驗，就是在這種悲憫心的驅動下來完成的，很多技術和醫學

新思想都是在悲憫心的驅動下成就的。那時候我幹什麼都會有碗飯吃，因為當時的自己身上應該說還有一層榮譽的光環，很多條件也都具備了。但是我感覺到學醫和做別的工作有很多不一樣的地方，在這些年的工作中我越來越感受到做醫生這個工作的特殊性。很多時候不是醫生感動病人，而是病人會感動醫生。有些病人讓我特別感動。往大了說，病人把性命都交給你了，你想一想，這對你是一種什麼樣的信任？所以從這個意義上來講，本身作為醫生就應該被感動的。

我在蘭州軍區的時候，在山溝裏治過一個病人，給那些老百姓治病不可能跟他要錢，給他治好了也就慢慢忘了，但是他們會一直惦記著。後來我離開那個山溝，調到蘭州市的軍區大院裏了，兩年多了，他一直在打聽我，我都不知道。然後他看電視，在電視的一個節目裏知道了我工作的單位，就去蘭州找我，因為他沒有進出軍區大門的通行證，就在門口蹲了兩天進不了門，是我出去的時候他認出來了。他說來找我沒有別的，自己家園子裏的梨熟了，帶了一籃子梨過來，就是這麼簡單。但我聽完後，感動得眼睛裏有了眼淚。

有一次中央人民廣播電臺採訪我，記者問了一句話：「你學醫這麼長時間，你最感激的是誰？你的老師，你的父母，或者別的什麼人？」我說：「作為一個生命，我最感激我的父母；作為求知者，我最感激我的老師；但是作為一個醫生，我最應該感激的是我的病人。」記者說：「我是第一次聽到一個醫生這麼說。」

原因很簡單，任何一個成名的醫生，不是一生下來，或者學醫畢業之後就成名了。說得難聽一些，你的本事全是在病人身

上練出來的。你任何一個成長的過程和進步，都離不開病人。病人如果不鼓勵你、理解你甚至原諒你的話，你將寸步難行，必定失敗，甚至學醫看病有可能成為你最大的心理障礙了。如果沒治好病，病人能夠原諒你，慢慢地，你才可能有勇氣往前走。治好了病以後，病人的那種鼓勵、那種感激，就是對你最大的褒獎，讓你感覺到就像司機開好車，或者農民種好地一樣，有一種成就感。本來作為醫生，看好病也是你的本分，但是病人能發自內心地那麼感激你，這本身也值得讓你感動。

　　還有一點讓醫生感恩的就是，有些疾病你都不知道自己能不能治好，是病人逼著你治，然後成功了。比如說以前我不知道我的這種針法還能治聾啞，有一次我到河北去接新兵，在那個地方給當地不少百姓治好了一些常見病和疑難病，名聲傳出去後，有個家長說，你看你治好了那麼多病，能不能給我們家孩子看一下？我說，你孩子是什麼病？他說是聾啞。我說，我沒治過這個病。然後他說，你是名醫，治好了那麼多病，我們這個孩子，你肯定能治好。最後，他說，這麼著吧，你給孩子扎個針，治不好我們不怨你，從此也就死心了。我看到他們態度特別誠懇，讓你找不出任何拒絕的理由。我抱著試一試的想法，按照我那個思路扎上針。結果扎上針半小時以後，有人敲門，那個小孩當時就知道回頭了。哎呀，我當時特別興奮，我說這個孩子很可能已經有希望了，原來我根本不知道可以這樣治，果然隨著治療的深入這個孩子慢慢有點聽力了。

　　其實在當醫生或做人這方面我母親對我的影響特別大。她對我影響最大的兩句話，一句話就是人要有一顆善心。她說你別聽有些人算命說多好多好，那沒用，人有一個好命，不如有一顆

好心。當醫生最重要的是要有一顆好心；還有一句話，她說，你還年輕，看好了幾個病千萬別拿著自己太當回事。別因為病人把你捧得挺高的，就自己感覺了不起了。你換個角度去想，按照迷信的說法，很可能是人家得這個病受罪受到頭了，只不過是借你的手去掉罷了，人家找別的醫生也會看好的。從那以後，我在對待病人的問題上發生了質的變化。原來是把看不好的病容易放棄，而把看好的病記住並且自己還經常用來津津樂道地陶醉。但從我母親教育我之後，我就把那些容易治好的疾病，都不太放在心上，只是給學生講案例時講。而相反，把那些沒有治好的或效果不理想的疾病天天掛在心上，走路時，吃飯時，睡覺時，都在琢磨，直到找到解決的辦法。這樣做的結果是，醫術的進步挺快的，從那以後，我給別人治病，無論是久治不癒的疑難病還是症狀很明顯的疾病，大部分病人在第一次治療時就會有明顯效果。當然，病人在到處求醫無效時，他一遇到有療效，就特別吃驚、特別激動。而我呢，基本上算是習以為常了。所以經常遇到病人問我，效果這麼好，你怎麼一點都不激動呢？我說，只要方法得當，診斷正確，他應該就會好，這有什麼可激動的？我的學生給病人的回答的更有趣，他們說，有效果的病人太多，所以激動不起來了，如果你說沒有效果，老師就該激動了。

李炳清：說到你的學生，我聽很多人都說中醫不能複製，你帶的學生能像你這樣熟練掌握這些診斷與治療的技術嗎？如果好的中醫無法複製，那未來的中醫應該如何傳承呢？

張克鎮：中醫不能複製這種提法本身就是錯誤的。為什麼這麼說呢？有一個基本的事實就擺在我們的面前，如果中醫不能

複製，不能傳承，那麼它為什麼能從幾千年前流傳到現在呢？所以從這個意義上說，中醫是能夠複製與傳承的。

那為什麼人們認為它不能複製呢？

我們首先要弄清楚怎麼才算是複製，在什麼層面的複製。我在軍校裏學的是西醫，教科書上的知識與技術等由老師教，然後大家一起學，學完後，基本上不會走樣的。在應用上也是如此，有各種各樣的儀器設備做輔助，有標準值作對照，有各種各樣的「常規」，如診斷常規、治療常規，培訓學習時按照這些常規學完後，在臨床上再按照這些常規來實行，基本上不會變形走樣，這種複製方法，是目前西醫教學與培養中採用最常見的方法。如影印機式的複印方法，不會走樣，能達到預期的培養目標，比較令人滿意。

但真正的中醫要想進行複製，這種模式的複製遠遠不夠。因為中醫在臨床診斷治療中，捕捉的資訊往往是整體的、動態的，甚至有些是不可量化或稍縱即逝的一些現象，根據這些現象來判斷人體生理與病理規律，這就對醫生提出了更高的要求。要求醫生僅僅具備一些常規的專業知識是遠遠不夠的，還必須具備獨立思想的能力。在動態中把握疾病的相關資訊與規律。應該說是更高層面的複製，例如必須進行一些思想層面的複製。如果把西醫的教學複製方法比喻成影印機的話，我的體會是，中醫的複製模式更像是植樹式的複製。怎麼理解呢？例如一棵桃樹，上面結滿了桃子，一顆桃子是一個種子，把這些種子種在不同的地方，隨著這些地方的水源、陽光、土壤、氣候、地理等不同，小桃樹在成長中長的也肯定不同。最後，長成的桃樹不會有兩棵是完全相同的，有的很可能長不成材，有的結出的桃子會酸澀，但也會有

結出更豐碩更甜美的桃子的，甚至有可能超過原來的桃樹上的果子。這種複製方法長出的樹雖然不一樣，但它不可能長成蘋果樹，它仍然是桃樹。

因此，中醫複製與傳承，更應該具有個性化。根據學生的材質來進行因材施教，對一些悟性高的，要善於從思想層面啟發他，讓他自己成長進步。老師起的作用不是灌輸，不是替代，不是揠苗助長，而是為他們輸送所需要的營養、水分與陽光，使他們更茁壯地成長。

決定一個中醫傳承的品質如何，最要緊的是老師的素質與教學的模式。優秀正確的教學模式，會培養出中醫的傳承人與弘揚者。錯誤的教學模式，很可能培養出的是中醫的掘墓人。

我堅信優秀的東西，隨著時間的延續會為越來越多的人所認識並接受。未來的醫學，中醫一定會越來越普及，一定會桃李滿天下的！

健康Life09　PE0052

新銳文創
INDEPENDENT & UNIQUE

你看對病了嗎？
名醫院長的醫療正道

作　　者	張克鎮
責任編輯	林泰宏
圖文排版	詹凱倫
封面設計	陳佩蓉

出版策劃	新銳文創
發 行 人	宋政坤
法律顧問	毛國樑　律師
製作發行	秀威資訊科技股份有限公司
	114 台北市內湖區瑞光路76巷65號1樓
	電話：+886-2-2796-3638　傳真：+886-2-2796-1377
	服務信箱：service@showwe.com.tw
	http://www.showwe.com.tw
郵政劃撥	19563868　戶名：秀威資訊科技股份有限公司
展售門市	國家書店【松江門市】
	104 台北市中山區松江路209號1樓
	電話：+886-2-2518-0207　傳真：+886-2-2518-0778
網路訂購	秀威網路書店：http://www.bodbooks.com.tw
	國家網路書店：http://www.govbooks.com.tw

出版日期	2013年11月　BOD一版
定　　價	350元

Printed in Taiwan

國家圖書館出版品預行編目

你看對病了嗎？名醫院長的醫療正道 / 張克鎮著. -- 一版. -- 臺北市：新銳文
創, 2013. 11
　　面；　公分. -- (健康Life；PE0052)
　BOD版
　ISBN 978-986-5915-94-0 (平裝)

　1. 中醫診斷學

413.2   102022527

讀者回函卡

感謝您購買本書，為提升服務品質，請填妥以下資料，將讀者回函卡直接寄回或傳真本公司，收到您的寶貴意見後，我們會收藏記錄及檢討，謝謝！
如您需要了解本公司最新出版書目、購書優惠或企劃活動，歡迎您上網查詢或下載相關資料：http:// www.showwe.com.tw

您購買的書名：＿＿＿＿＿＿＿＿＿＿＿＿＿＿＿＿＿＿＿＿＿＿

出生日期：＿＿＿＿＿＿年＿＿＿＿＿月＿＿＿＿＿日

學歷：□高中 (含) 以下　　□大專　　□研究所 (含) 以上

職業：□製造業　□金融業　□資訊業　□軍警　□傳播業　□自由業
　　　□服務業　□公務員　□教職　　□學生　□家管　□其它＿＿＿

購書地點：□網路書店　□實體書店　□書展　□郵購　□贈閱　□其他

您從何得知本書的消息？

　□網路書店　□實體書店　□網路搜尋　□電子報　□書訊　□雜誌
　□傳播媒體　□親友推薦　□網站推薦　□部落格　□其他＿＿＿＿＿

您對本書的評價：(請填代號　1.非常滿意　2.滿意　3.尚可　4.再改進)

　封面設計＿＿＿　版面編排＿＿＿　內容＿＿＿　文／譯筆＿＿＿　價格＿＿＿

讀完書後您覺得：

　□很有收穫　□有收穫　□收穫不多　□沒收穫

對我們的建議：＿＿＿＿＿＿＿＿＿＿＿＿＿＿＿＿＿＿＿＿＿＿

＿＿＿＿＿＿＿＿＿＿＿＿＿＿＿＿＿＿＿＿＿＿＿＿＿＿＿＿＿＿

＿＿＿＿＿＿＿＿＿＿＿＿＿＿＿＿＿＿＿＿＿＿＿＿＿＿＿＿＿＿

＿＿＿＿＿＿＿＿＿＿＿＿＿＿＿＿＿＿＿＿＿＿＿＿＿＿＿＿＿＿

11466
台北市內湖區瑞光路 76 巷 65 號 1 樓

秀威資訊科技股份有限公司　　　收

BOD 數位出版事業部

．．

（請沿線對折寄回，謝謝！）

姓　　名：＿＿＿＿＿＿＿＿　年齡：＿＿＿＿　性別：□女　□男

郵遞區號：□□□□□

地　　址：＿＿＿＿＿＿＿＿＿＿＿＿＿＿＿＿＿＿＿＿

聯絡電話：(日) ＿＿＿＿＿＿＿＿＿＿　(夜) ＿＿＿＿＿＿＿＿＿

E-mail：＿＿＿＿＿＿＿＿＿＿＿＿＿＿＿＿＿＿＿＿